Kurt Stübel, Stephan Müller, Nici Mende, Ralf Kegelmann und
Dietrich Mende

# Betreuungshandbuch
# Halswirbelsäule und Sprunggelenk

## Band 5

▶ Halswirbelsäule: Bandscheibenschaden

▶ Sprunggelenk: Außenbandruptur

▶ Sprunggelenk: Achillessehnenruptur

Therapie – Training – Ernährung – Psychosomatik

Inklusive kostenloser Online-Videoclips von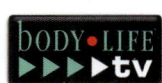

1. Auflage – Health and Beauty Germany GmbH (Karlsruhe, Deutschland) 2013
ISBN 978-3-938939-40-6

## Impressum

**Herausgegeben von:**
Health and Beauty Germany GmbH (Karlsruhe, Deutschland)
In Zusammenarbeit mit *Trainer*
Autoren: Kurt Stübel, Stephan Müller, Nici Mende, Ralf Kegelmann und Dietrich Mende.

**Wichtiger Hinweis:**
Die Beiträge in diesem Buch sind sorgfältig recherchiert und entsprechen dem aktuellen Stand. Abweichungen, etwa durch seit Drucklegung geänderte Internetadressen etc., sind möglich. Weder Autoren noch Verlag können für eventuelle Nachteile oder Schäden, die aus den im Buch gegebenen praktischen Hinweisen resultieren, eine Haftung übernehmen.

Vorwort . . . . . . . . . . . . . . . . . . . . . . . . . . . . . . . . . . . 5

Glucker stellt sich vor . . . . . . . . . . . . . . . . . . . . . . . . . . 6

1     Die Halswirbelsäule . . . . . . . . . . . . . . . . . . . . . . . . 7
1.1   Aufbau der Halswirbelsäule . . . . . . . . . . . . . . . . . . . 7
1.2   Muskulatur der Halswirbelsäule . . . . . . . . . . . . . . . . . 10
1.3   Lokale und globale Stabilisatoren . . . . . . . . . . . . . . . . 14
1.4   Leistungen und Risiken der Halswirbelsäule . . . . . . . . . . 15

2     Bandscheibenschaden der Halswirbelsäule . . . . . . . . . . . 19
2.1   Definition . . . . . . . . . . . . . . . . . . . . . . . . . . . . . . 19
2.2   Ursachen von Bandscheibenschäden und
      Hals-Nacken-Beschwerden . . . . . . . . . . . . . . . . . . . . 19
2.3   Symptome eines Bandscheibenschadens . . . . . . . . . . . . 20
2.4   Wann ist eine Operation sinnvoll? . . . . . . . . . . . . . . . . 20

3     Krafttraining für die Halswirbelsäule . . . . . . . . . . . . . . 23
3.1   Übungen für die lokalen Stabilisatoren (Stufe I) . . . . . . . . 25
3.2   Übungen für die lokalen und globalen Stabilisatoren
      und die schulterblattstabilisierende Muskulatur (Stufe II) . . . 28
3.3   Übungen für die lokalen und globalen Stabilisatoren (Stufe III) 46
3.4   Dynamische Übungen zur reaktiven HWS-Stabilisation (Stufe IV) 62
3.5   Trainingsplanbeispiel Halswirbelsäule . . . . . . . . . . . . . . 66

4     Mobilisations- und Stoffwechseltraining
      für die Halswirbelsäule . . . . . . . . . . . . . . . . . . . . . . 67
4.1   Übungen zur Entlastung der Halswirbelsäule . . . . . . . . . . 68
4.2   Übungsvorschläge zu Stoffwechseltraining und Mobilisation . 75

5     Beweglichkeitstraining für die Halswirbelsäule . . . . . . . . . 83
5.1   Übungsauswahl zur Beweglichkeitssteigerung . . . . . . . . . 84

6     Das Sprunggelenk . . . . . . . . . . . . . . . . . . . . . . . . . 89
6.1   Aufbau des Sprunggelenks . . . . . . . . . . . . . . . . . . . . 89
6.2   Bänder des Sprunggelenks . . . . . . . . . . . . . . . . . . . . 90
6.3   Muskulatur des Sprunggelenks . . . . . . . . . . . . . . . . . . 92
6.4   Leistungen und Risiken des Sprunggelenks . . . . . . . . . . . 95
6.5   Sprunggelenkbelastungen . . . . . . . . . . . . . . . . . . . . . 96

| | | |
|---|---|---|
| 7 | Sprunggelenk: Außenbandruptur | 97 |
| 7.1 | Definition | 97 |
| 7.2 | Ursachen für eine Außenbandruptur | 97 |
| 7.3 | Wann ist eine Operation sinnvoll? | 97 |
| 8 | Sprunggelenk: Achillessehnenruptur | 101 |
| 8.1 | Definition | 101 |
| 8.2 | Ursachen für eine Achillessehnenruptur | 101 |
| 8.3 | Wann ist eine Operation sinnvoll? | 101 |
| 9 | Krafttraining für das Sprunggelenk | 105 |
| 9.1 | Übungen für Sprunggelenk- und Beinmuskulatur | 107 |
| 9.2 | Übungen mit sensomotorischem Effekt | 125 |
| 9.3 | Trainingsplanbeispiel Sprunggelenk | 131 |
| 10 | Mobilisations- und Stoffwechseltraining für das Sprunggelenk | 133 |
| 10.1 | Übungen zur Entlastung des Sprunggelenks | 134 |
| 10.2 | Übungsvorschläge zum Mobilisations- und Stoffwechseltraining | 138 |
| 11 | Beweglichkeitstraining für das Sprunggelenk | 141 |
| 12 | Ausdauertraining für die Halswirbelsäule und das Sprunggelenk | 151 |
| 12.1 | Trainingssteuerung | 151 |
| 12.2 | Verschiedene Ausdauerformen | 153 |
| 13 | Spezielle Ernährungstipps | 157 |
| 14 | Psychosomatische Aspekte | 161 |
| 15 | Tipps für die Praxis | 163 |
| 16 | Das Glucker-Programm „Aktive Arbeitspause" | 165 |
| 17 | Allgemeine Tipps zur Durchführung | 183 |
| Autoren | | 185 |
| Weiterer Betreuungshandbücher der Reihe | | 186 |
| Literaturempfehlungen | | 187 |
| Notizen | | 189 |

# Vorwort

Liebe Fachkräfte, Fitness- und Gesundheitstrainer, Personal Fitness Trainer und alle, die mit der Behandlung von Halswirbelsäulen- und Fußgelenkprobleme in Berührung kommen. Mit diesem Buch bieten wir ein praxisorientiertes Nachschlagewerk für die Betreuung und Behandlung von Kunden mit Halswirbelsäulen- oder Fußgelenkbeschwerden unter den Gesichtspunkten

**Therapie – Training – Ernährung – Psychosomatik.**

Aufgrund der langjährigen praktischen Arbeit der Autoren mit ihren Kunden bietet das Buch innovative und wirksame Übungen und Tipps für die praktische Anwendung und die Vermittlung im (Trainings-)Alltag. Uns als Autoren ist es wichtig, den Lesern des Buches einen praxisorientierten Gesamtüberblick über die Behandlung bei Halswirbelsäulen- und Sprunggelenkbeschwerden zu vermitteln. Dieses Buch ersetzt nicht die Physiotherapie, sondern baut darauf auf. Ergänzend haben wir zu vielen der im Buch abgebildeten Übungen kurze Videoclips gedreht, die kostenlos auf der body LIFE-Homepage unter www.bodylife.de/buecherclips angesehen werden können. Übungen, zu denen es einen Videoclip gibt, sind mit dem body LIFE-Button gekennzeichnet.

Viel Spaß beim Ansehen und viel Erfolg mit den Übungen wünschen

Kurt Stübel        Stephan Müller        Nici Mende        Ralf Kegelmann  und  Dietrich Mende

**Danksagung:** Wir möchten uns besonders bei der PT Lounge Kornwestheim für die Unterstützung und Bereitstellung der Räumlichkeiten für die Foto- und Filmaufnahmen bedanken. Ein weiteres Dankeschön geht an unser Model Kathrin Schön für die Unterstützung bei den Film- und Fotoaufnahmen.

# Glucker stellt sich vor

### GluckerSchule

Am 22. November 1923 wurde die staatlich anerkannte Sportschule Glucker in Stuttgart durch „Ago" (August) Glucker ins Leben gerufen. Seit dieser Zeit bildet die Glucker-Schule zum staatlich anerkannten Sport- und Gymnastiklehrer, zum Sporttherapeuten sowie zum staatlich anerkannten Sportmanager aus. Die Schwerpunkte der Ausbildung zum Sportlehrer sind u.a.: Bewegungslehre, Erlebnispädagogik, Fitness, Gesundheitssport, Trainingslehre, Ernährungslehre, Rehasport, Group Fitness und Outdoorsport. Nach der Ausbildung finden unsere Abgänger ihre Arbeitsstellen erfolgreich in Vereinen, Verbänden, Schulen, Rehakliniken, Fitnessstudios und Krankenkassen sowie in den Bereichen Animation, Kindersport, Personal Fitness Training, Sportmanagement u.v.a.m. Weitere Infos unter **www.gluckerschule.de**

### GluckerKolleg

Das GluckerKolleg bildet seit dem Jahre 1997 zum zertifizierten Personal Fitness Trainer, Rückenschulleiter/-lehrer (KddR), Gesundheitstrainer, Gehirnfitness-Trainer, EMS-Trainer und Ernährungsberater in Deutschland, der Schweiz und Österreich aus. Des Weiteren bietet das GluckerKolleg über das Jahr verteilt viele interessante Workshops zu aktuellen Themen aus den Bereichen Gesundheit und Fitness an. Der jährlich stattfindende Glucker PT- und Gesundheitskongress gehört zu den besonderen Weiterbildungskongressen in Deutschland. Weitere Infos unter **www.gluckerkolleg.de**

### Glucker PT Lounge Coaching-Zentrum

ZU DEN BESTEN GEHÖREN! Im Coaching-Zentrum Kornwestheim werden die teilnehmenden Personal Fitness Trainer und Trainer bestens vorbereitet. Hier bestimmen die Teilnehmer das Datum, den Experten sowie die Inhalte der Schulung bzw. des Coachings selbst.

Über 80 Experten stehen den Personal Fitness Trainern und Trainern für das exklusive Coaching zur Verfügung. Darunter sind zahlreiche Weltmeister, Olympiasieger, Sterneköche und Topausbilder aus dem Gesundheits- und Fitnessbereich. Weitere Infos unter **www.coaching-zentrum.eu**

# 1 Die Halswirbelsäule

Therapie – Training – Ernährung – Psychosomatik

## 1.1 Aufbau der Halswirbelsäule

### Halswirbelsäule

Die Halswirbelsäule stellt den beweglichsten Teil der Wirbelsäule dar. Sie besteht aus sieben Halswirbeln (Vertebrae cervicales C1–C7), den zugehörigen Bandscheiben (Disci intervertebrales), den stabilisierenden Bändern, der lokalen und globalen Muskulatur sowie dem umschließenden Bindegewebe.

### Wirbelkörper

Die Basis des einzelnen Halswirbels bildet der Wirbelkörper (Corpus vertebrae), der die Auflagefläche für die Zwischenwirbelscheiben/Bandscheiben (Disci intervertebrales) bietet und an den der Wirbelbogen (Arcus vertebrae) anschließt.

### Wirbelbogen/Wirbelbogengelenk

Vom Wirbelbogen gehen die Gelenkfortsätze (Proc. articulares), der nach hinten gerichtete Dornfortsatz (Proc. spinosus) sowie die seitlichen Querfortsätze (Proc. transversi) ab. Die Gelenkflächen zweier benachbarter Wirbel mit den zugehörigen Zwischenwirbelscheiben bilden eine funktionelle Einheit und werden als Zwischenwirbelgelenk, Facettengelenk oder Wirbelbogengelenk bezeichnet. Diese Gelenkflächen sind im Halswirbelbereich Kugelgelenkflächen mit einer sehr weiten Kapsel. Dies macht Drehbewegungen und seitliche Verschiebungen möglich (s. Grafik 1, S. 8).

Durch Einkerbungen am Übergang zum Wirbelkörper, den Wirbelbogenfüßchen, ergibt sich pro Gelenk/Bewegungssegment ein Zwischenwirbelloch (Foramen intervertebrale), durch das Nerven und Gefäße aus dem Wirbelkanal austreten. Der Wirbelkanal (Canalis vertebralis) ergibt sich aus den übereinanderliegenden Wirbelbögen und Wirbelkörpern. Er führt und schützt das Rückenmark und seine Gefäße.

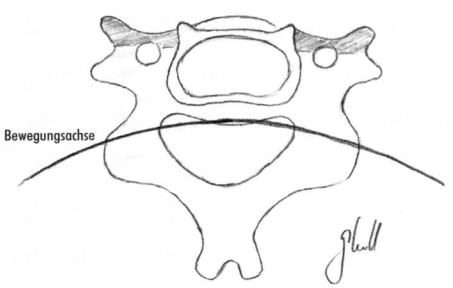

Grafik 1: Bewegungsachse der
Halswirbelsäule

### Dorn- und Querfortsätze

Die Querfortsätze im Halswirbelbereich bilden mit sogenannten Rip-
penresten ein Loch (Foramen trans-
versarium). Die Löcher bilden in
der Gesamtheit einen **Querfortsatz-
kanal** (Canalis transversarius) für
die hirnversorgenden Gefäßearteria
und Vena vertebralis und den Ner-
vus vertebralis. Die Hauptaufgabe
der Quer- und Dornfortsätze liegt in
der Bewegungsstabilisierung, denn
sie dienen als Ansatzflächen für
Muskeln und Bänder. Anhand sei-
nes Dornfortsatzes kann man den
siebten/letzten Halswirbel sehr gut
ertasten. Er steht, bei vorgeneigtem
Kopf gut zu sehen, deutlich vor. Wegen dieser „prominenten" Position
wird er auch als „Prominenz" bezeichnet.

### Atlas/Axis

Die zwei ersten Halswirbel, Atlas
(C1) und Axis (C2), eignen sich wegen ihrer von den anderen Wirbeln
abweichenden Formen für besondere
Beanspruchungen. Der Atlas basiert
nicht auf einem Wirbelkörper, sondern auf einem vorderen und einem
hinteren Bogen (Arcus anterior und
superior). Der so gebildete Ring liegt
über dem zahn-/zapfenähnlichen
Wirbelkörper (Dens axis) des Axis
(C2). Diese funktionelle Einheit wird
als Zapfengelenk oder unteres Kopfgelenk bezeichnet und ermöglicht
Drehbewegungen von ca. 20–30° zu
jeder Seite. An den Gelenkfortsätzen
von Atlas und Axis befinden sich
zwei weitere Gelenkflächen, die
durch ihre leicht konvexe Form die
genannte Drehbewegung zulassen.
Die obere Gelenkfläche des Atlas
dient als Auflagefläche für die Kon-
dylen des Hinterhauptbeines und damit für den Kopf! Sie bilden das **obere Kopfgelenk** und ermöglichen eine
Vor- und Rückneigung des Kopfes
(Nickbewegung) bis ca. 35° sowie
eine geringe Seitneigung von bis zu
ca. 15° bei fixierter Wirbelsäule. Gemeinsam mit dem **unteren Kopfgelenk** wird so eine kugelgelenkähn-
liche Beweglichkeit ermöglicht.

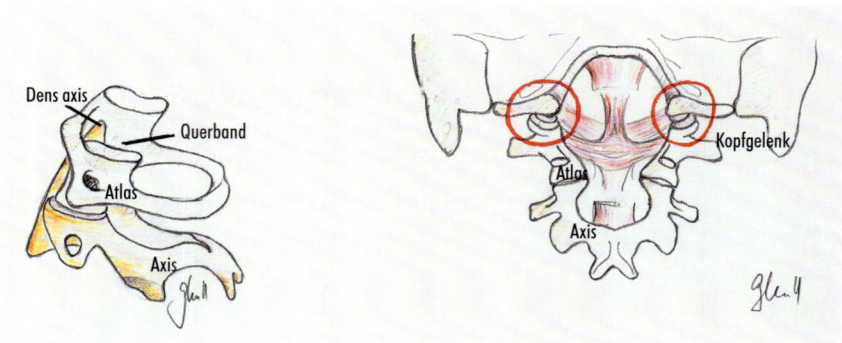

Grafik 2: Schema Atlas/Axis (links); Schema Kopfgelenk von hinten (rechts)

## Zwischenwirbelscheibe/Bandscheibe

Wie schon in unserem „Betreuungshandbuch Wirbelsäule" beschrieben, handelt es sich bei der Zwi-
schenwirbelscheibe/Bandscheibe
(Discus intervertebralis) um einen
aus Kollagen bestehenden faser-
knorpeligen Ring (Anulus fibrosus)
mit einem gallertartigen Kern (Nucleus pulposus). Die Bandscheibe
ist zwischen den einzelnen Wirbelkörpern platziert und puffert Druck-
und Stoßbelastungen ab. Gemeinsam mit den Facettengelenken ermöglicht sie durch ihre kissenähnli-
che Elastizität die Bewegung in den
einzelnen Bewegungssegmenten. Je
mehr Bewegungssegmente bzw.
funktionelle Einheiten zusammen-
arbeiten, desto größer wird der Bewegungsradius der Wirbelsäule.

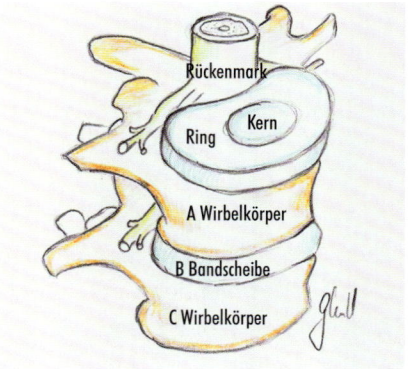

Grafik 3: Bewegungssegment/ funktionelle Einheit der Wirbelsäule
(A, B, C)

## Nervenbahnen und Gefäße

Neben zahlreichen Gefäßen um-
fasst die Halswirbelsäule einen Teil
des Rückenmarks sowie die acht
Halssegmente (das Hinterhaupt
wird hier mitgezählt). Diese Seg-
mente versorgen unsere oberen Ex-

tremitäten und die Atemmuskulatur mit Gefäßen und Nerven. Aber auch die hirn- und rückenmarkversorgende Arteria vertebralis verläuft durch den Kanal der HWS. Nach dem Durchtritt aus dem zweiten Halswirbel biegt sie nach hinten (dorsal) ab und verläuft über dem hinteren Atlasbogen (sogenannte Atlasschleife) in die hintere Schädelgrube. Beide Halsarterien bilden dann die Arteria basilaris, die folgende Organe versorgt:

- Das Kleinhirn,
- Teile des Mittelhirns und Hirnstamms,
- Gehör- und Gleichgewichtsorgane,
- hintere Anteile des Großhirns
- zervikale Spinalnerven,
- Nervenwurzeln des Rückenmarks.

## 1.2 Muskulatur der Halswirbelsäule

Die komplexe Beweglichkeit der Halswirbelsäule erfordert eine umfangreiche Muskulatur, welche die verschiedenen Aufgaben dieses wichtigen Körperteils schützt, bewegt und stabilisiert. Im folgenden Kapitel stellen wir den Muskelapparat in übersichtlichen Abschnitten dar. Hierbei bleiben die kleineren, für den Trainingsbereich nicht relevanten Muskeln unerwähnt.

Jedoch sollte immer bedacht werden, dass gerade in der sehr beweglichen Halswirbelregion die Zusammenarbeit der Muskeln sehr genau beobachtet werden sollte. So sind etwa für Zahnschmerzen häufig nicht die Zähne selbst verantwortlich, sondern eine Störung des Muskelapparates der Halswirbelsäulengegend.

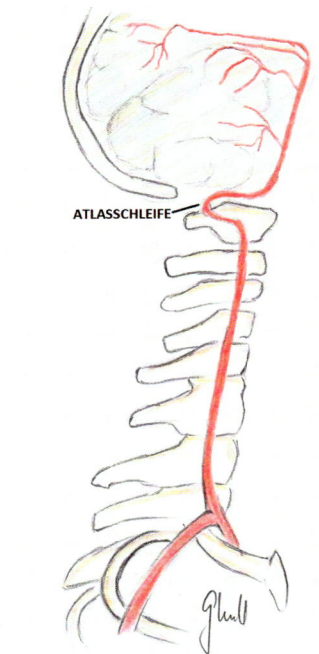

**ATLASSCHLEIFE**

Grafik 4: Arteria vertebralis

## 1.2.1 Oberflächliche Muskulatur

Die oberflächliche Muskulatur der Halswirbelsäule ist auch als kraniozinguläre Muskelgruppe bekannt. Diese Muskeln sind größer und breiter bzw. länger und haben ein höheres Kraftpotenzial als ihre tief liegenden Nachbarn. Da diese Kopf-Schulter-Muskeln (M. trapezius und M. sternocleidomastoideus) von der Hinterhauptregion zum Rumpf ziehen, sind sie von Hirnnerven innerviert. Diese Innervierung sollte bei Spannungskopfschmerzen berücksichtigt werden.

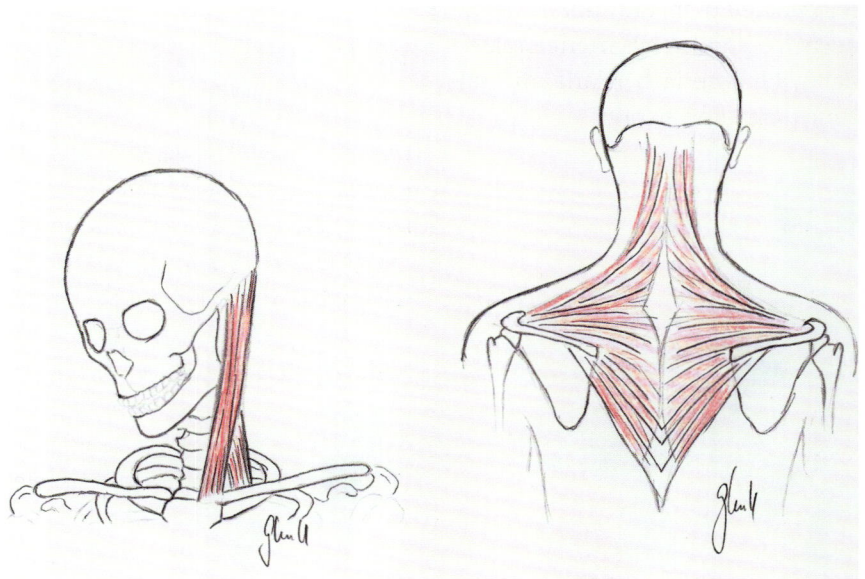

Grafik 5: M. sternocleidomastoideus (links); M. trapezius (rechts)

## 1.2.2 Tief liegende Muskulatur

Die tief liegenden Muskeln der Halswirbelsäule verlaufen dicht an den Wirbelkörpern und verbinden sie über die Dorn- und Querfortsätze. Um eine effektive Gliederung der vielen kleinen Muskeln zu erhalten, werden sie in verschiedene Systeme eingeteilt. Unterschieden werden das Geradsystem (vertikaler Verlauf) und das Schrägsystem (transversospinaler Verlauf). Weiter wird danach unterteilt, ob die Muskeln am Dornfortsatz (medialer Strang) oder an den Querfortsätzen (lateraler Strang) ansetzen.

Da sich diese Systeme über die gesamte Wirbelsäule fortsetzen, unterscheiden die jeweiligen Namenszusätze „cervicis" bzw. „capitalis" die zugehörige Region (Halswirbelsäule bzw. Kopf).

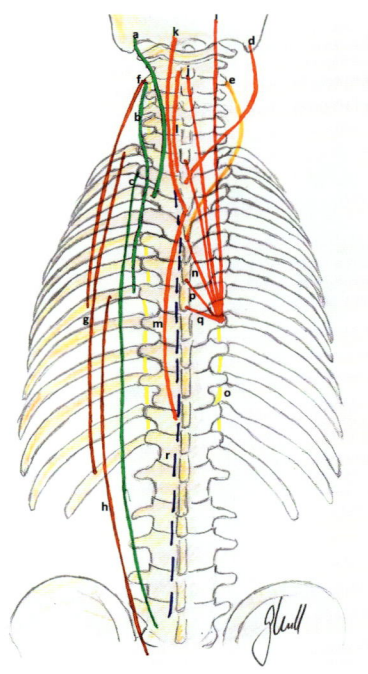

Grafik 6:
Tiefe Rückenmuskulatur (Schema)

| | Muskel | Geradsystem | Schrägsystem | Medialer Trakt | Lateraler Trakt |
|---|---|---|---|---|---|
| a | M. longissimus capitis | XX | | | XX |
| b | M. longissimus cervicis | XX | | | XX |
| c | M. longissimus thoracis | XX | | | XX |
| d | M. splenius capitis | | XX | | XX |
| e | M. splenius cervicis | | XX | | XX |
| f | M. iliocostalis cervicis | XX | | | XX |
| g | M. iliocostalis thoracis | XX | | | XX |
| h | M. iliocostalis lumborum | XX | | | XX |
| i | M. semispinalis capitis | | XX | XX | |
| j | M. semispinalis cervicis | | XX | XX | |
| k | M. spinalis capitis | XX | | XX | |
| l | M. spinalis cervicis | XX | | XX | |
| m | M. spinalis thoracis | XX | | XX | |
| | M. multifidus cervicis | | XX | XX | |
| n | M. multifidus thoracis | | XX | XX | |
| | M. multifidus lumborum | | XX | XX | |
| o | Mm. intertransversarii posteriores | XX | | | XX |
| p | Mm. rotatores longi | | XX | XX | |
| q | Mm. rotatores breves | | XX | XX | |
| r | Mm. interspinales | XX | | XX | |

Tabelle 1: Bezeichnung und Zuordnung der Muskeln in Grafik 6

### 1.2.3 Vordere Muskulatur

Im vorderen Wirbelsäulenbereich befinden sich die (prävertebralen) Beugemuskeln, M. longus capitis, M. longus colli und M. rectus capitis anterior. Die Skalenusmuskulatur entspringt den vorderen Querfortsätzen. Sie gehört aufgrund ihrer inspiratorischen Arbeit zum intercostalen System.

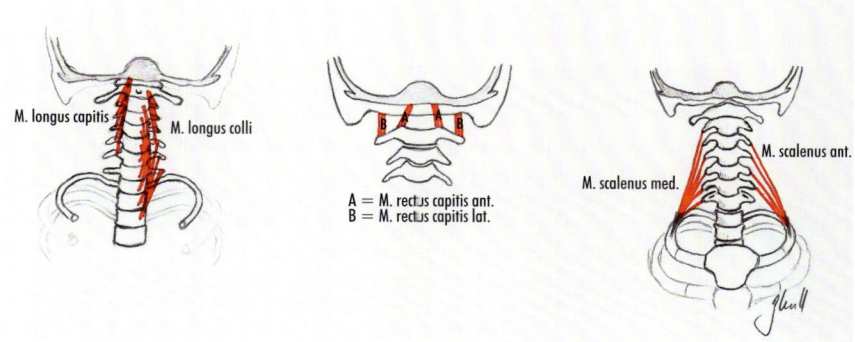

Grafik 7: Schema der vorderen Halsmuskulatur (Ansicht von vorne)

### 1.2.4 Schultergürtelmuskulatur

Teile der tiefen Schicht der Schultergürtelmuskulatur entspringen an Dorn- bzw. Querfortsätzen der Halswirbelsäule (M. rhomboideus minor und M. levator scapulae). Die Aufgabe dieser Muskeln liegt allerdings in der Fixierung und der Bewegung des Schulterblattes. Bewegungsmuster der HWS sind also in den anderen Muskelgruppen zu suchen. Nackenverspannungen können aber auch hier ihren Ursprung haben.

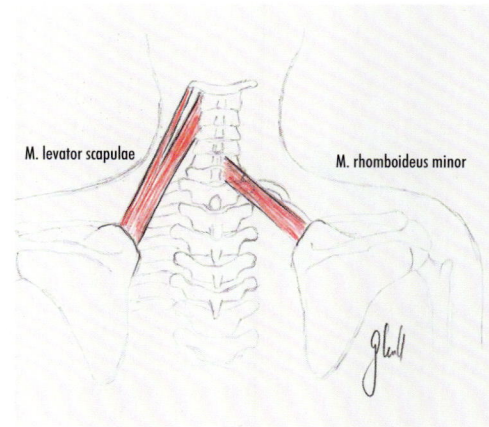

Grafik 8: Tiefe Schultergürtelmuskulatur

## 1.3 Lokale und globale Stabilisatoren

Viel wichtiger als die Lage der Muskeln ist ihre jeweilige Hauptaufgabe. Sie lässt erkennen, zu welchem stabilisierenden System der Halswirbelsäule sie jeweils gehören. Dabei wird zwischen einem (primären) lokalen und einem (sekundären) globalen System unterschieden. Die lokalen Stabilisatoren sind meist tief liegende, fixierende Muskeln mit kurzen Verbindungswegen, während die globalen Stabilisatoren und Mobilisatoren zusätzlich eine bewegende Funktion und daher ein entsprechend höheres Kraftpotenzial haben.

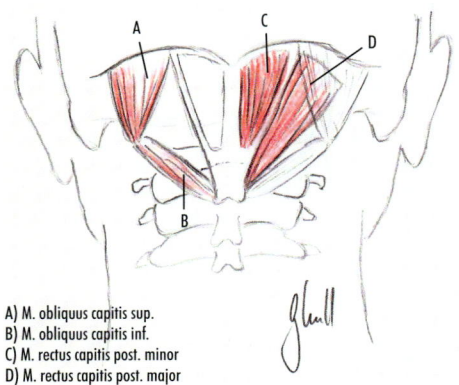

A) M. obliquus capitis sup.
B) M. obliquus capitis inf.
C) M. rectus capitis post. minor
D) M. rectus capitis post. major

Grafik 9: Nackenextensoren
(Ansicht von hinten)

## 1.3.1 Primäre lokale Stabilisatoren

Die Muskeln und Bestandteile des lokalen Systems dienen der segmentalen (abschnittsmäßigen) Stabilisation und werden bewegungsunabhängig innerviert, also schon vor der Bewegung (dieses Prinzip wird auch als Feedforward-Kontrolle bezeichnet). Dazu gehören:
- ▶ M. longus colli/capitis (siehe 1.2.3),
- ▶ M. multifidus cervicis (siehe 1.2.2),
- ▶ Nackenextensoren (M. rectus capitis, M. obliquus capitis inferior),
- ▶ Scapulafixatoren (M. levator scapulae, M. rhomboideus minor, M. serratus anterior, M. trapezius p. desc.).

Die genannten Scapulafixatoren dienen als „Punctum fixum", denn nur so können die lokalen Stabilisatoren arbeiten!

Um ein effektives Halswirbelsäulentraining zu gestalten, müssen diese lokalen Stabilisatoren mit senso-motorischem/tiefensensorischem Training angesprochen werden. Dieses Training setzt einen hohen Grad an Körpergefühl voraus, das dem Kunden nachhaltig antrainiert werden sollte.

## 1.3.2 Sekundäre globale Stabilisatoren und Mobilisatoren

Globale Stabilisatoren dienen hauptsächlich der Bewegung und werden funktionsabhängig innerviert. Ihr Potenzial wird für große Kraftleistungen und Bewegungen in größtmöglichen Bewegungsumfängen benötigt. Zu ihnen gehören:

▶ Oberflächliche Halswirbelsäulenmuskeln (siehe 1.2.1),
▶ Fascia cervicalis profunda.

Die Fascia cervicalis profunda umhüllt die autochtone (primäre) Muskulatur, das Rückenmark und die austretenden Nervenbahnen. Außerdem bildet sie die Ligamente der Halswirbelsäule.

Die globalen Stabilisatoren sollten erst nach den lokalen Stabilisatoren gekräftigt werden, da sie ihre stabilisierende Wirkung nur entfalten können, wenn eine lokale Stabilisation gegeben ist. Grundsätzlich muss bei Stabilisationstraining, egal ob lokal oder global, die Tatsache beachtet werden, dass Muskelkontraktion immer auch eine Kompression der betroffenen Strukturen bedeutet. Dies sollte in der Zielfüh-

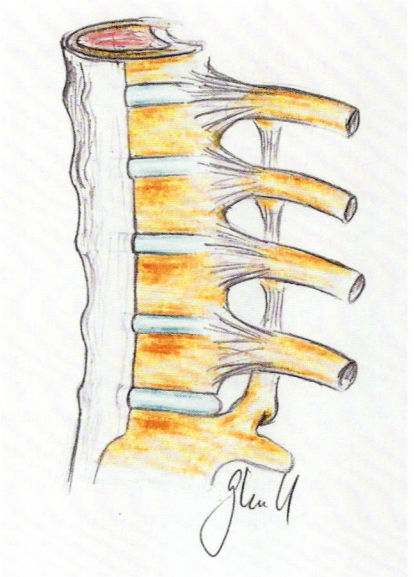

Grafik 10: Fascia cervicalis profunda

rung des Trainings Beachtung finden. Eine Entlastung der Bandscheiben lässt sich durch Dehnung oder Entlastungslage erreichen.

## 1.4 Leistungen und Risiken der Halswirbelsäule

Die große Leistung der Halswirbelsäule besteht sicher in ihrer umfangreichen Beweglichkeit. Durch die bereits beschriebenen anatomischen Vorgaben ergibt sich durch den filigranen Aufbau allerdings auch ein hohes Gefahrenpotenzial.

Die HWS trägt und stabilisiert den insgesamt immerhin 5–6 kg schweren Kopf. Für die betroffenen Muskeln bedeutet das eine ständige Arbeitsbereitschaft bei allen stabilisierenden und dynamischen Bewegungen sowie Haltearbeiten.

## 1.4.1 Leistungen

Die HWS bietet den umfassendsten Bewegungsrahmen der gesamten Wirbelsäule. So zeigt z.B. das HWS-Segment C5/C6 eine passive segmentale Beweglichkeit von 23° ( +/– 7°).

Aber auch die hohe Bewegungsdifferenzierung der HWS ist für die genaue Orientierung in der Umgebung maßgeblich.

## 1.4.2 Gefahren und Belastungen

Die große Beweglichkeit, vor allem in den HWS-Segmenten C5/6 und C6/7, verursacht die meisten degenerativen Veränderungen in der gesamten Wirbelsäule. Man spricht hier von einer degenerativen Instabilität, die auch in der Lendenwirbelsäule auftritt.

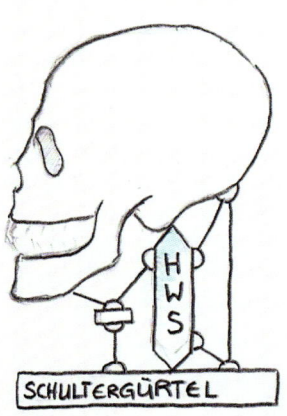
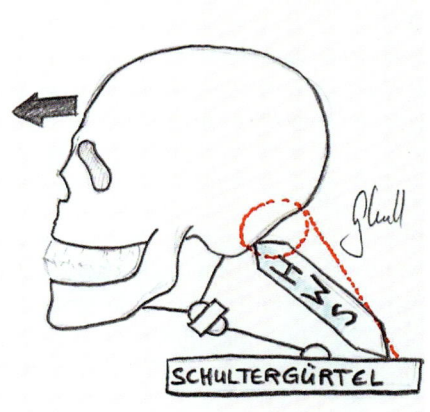

Grafik 11: Belastungsschema Kopfgelenke

Videos: www.bodylife.de/buecherclips

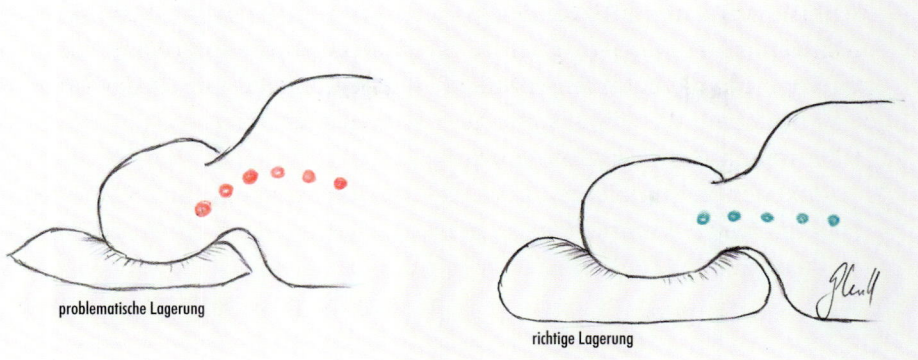

Grafik 12: Problematische Lagerung (links); richtige Lagerung (rechts)

**Gehäuftes Auftreten von degenerativen Instabilitäten:**

▶ Bei Frauen,
▶ in der HWS
   (im Vergleich zur LWS),
▶ ab der dritten Lebensdekade
   (HWS),
▶ ab der fünften Lebensdekade
   (LWS).

**Typische Risiken für die Halswirbelsäule:**

**Unfälle**
▶ Auffahrunfälle, auch bei geringer
   Geschwindigkeit,
▶ Sturzunfälle,
▶ Kopfprellung.

**Sport**
▶ Kampfsportarten,
▶ Kopfbälle (Fußball),
▶ Radfahren mit falscher Lenkerposition (Abb. 11).

**Beruf/Freizeit**
▶ Über-Kopf-Arbeit,
▶ Fehlhaltung bei der PC-Arbeit,
   bei Kraftfahrern (Abb. 11),
▶ Fehlhaltung bei Musikern (besonders Querflötisten, Geiger,
   Saxophonisten),
▶ Achterbahnfahrten.

**Falsche Lagerung**
▶ Zu niedriges Kopfkissen (Abb.12),
▶ Friseurbesuch (speziell bei älteren Menschen).

**Operationen**
▶ Narkosen (ausgeschaltete
   Schmerzmeldung).

**Seelische Belastungen**
▶ Depressive Körperhaltung
   (Nackenverspannung),
▶ Schreckreaktionen.

Videos: www.bodylife.de/buecherclips

**Folgen von lang anhaltenden Beschwerden:**

▶ Verfettung der stabilisierenden Muskulatur,

▶ Atrophie der Nackenextensoren und des M. multifidus,

▶ verspätetes Innervationsmuster (mangelnde Funktionsfähigkeit der Feedforward-Innervation der lokalen Stabilisatoren),

▶ Reduzierung der Kraft (bei chronischem Nackenschmerz ist die Kraft bei der Kopfflexion im Durchschnitt um 15,9 % reduziert, bei niederintensiven Kraftausdauertests um etwa 35 %).

# 2 Bandscheibenschaden der Halswirbel

## 2.1 Definition

Die Vorstufe eines Bandscheibenvorfalls ist die Protrusion oder auch Vorwölbung, bei der es zu Verletzungen von Teilen des Anulus fibrosus (Faserring) kommt. Die Faserlamellen am Rand sind aber noch intakt, sodass kein Nucleusmaterial (Kernmaterial) nach außen dringt. Bei einer Extrusion dagegen sind alle Anulus-fibrosus-Anteile gerissen, das austretende Gewebe des Nucleus bleibt aber in Kontakt mit der betroffenen Bandscheibe. Die letzte Stufe des Bandscheibenvorfalls ist der Sequester, bei dem sich das ausgetretene Gewebe abtrennt und auf verschiedenste Strukturen drücken kann.

## 2.2 Ursachen von Bandscheibenschäden und Hals-Nacken-Beschwerden

Degenerative Bandscheibenschäden treten keineswegs nur bei älteren Patienten auf. Es gibt bereits junge Erwachsene mit degenerativen Veränderungen. Des Weiteren sind leichte bis schwere Unfälle mit ruckartigen Bewegungen im Bereich der Schulter-Nacken-Region (z.B. Stürze, Schleudertraumen, Sportunfälle etc.) zu nennen.

Für den Bereich der Halswirbelsäule gibt es keine Beweise, dass sogenannte Fehlhaltungen wie Hyperlordose oder Hyperkyphose akute Bandscheibenvorfälle auslösen können. Deshalb sind im Training auch alle Bewegungsrichtungen erlaubt, wenn sie schmerzfrei durchgeführt werden können. Man nimmt verschiedene Risikofaktoren für Beschwerden der Halswirbelsäule an, d.h. Menschen, die den unten genannten Kriterien entsprechen, bekommen häufiger Probleme:

- ► Alter (hauptsächlich zwischen 35 und 49 Jahren),
- ► passives und aktives Rauchen,
- ► schlechter allgemeiner Gesundheitszustand,
- ► psychische Erkrankungen, Disstress,
- ► muskuloskelettale Schmerzen (z.B. Rückenschmerzen),
- ► frühere Verletzungen an der HWS,
- ► weibliches Geschlecht,
- ► gleichförmige oder statische Arbeitsbelastungen.

## 2.3 Symptome eines Bandscheibenschadens

Häufigster Schmerz eines Bandscheibenschadens ist der Nackenschmerz, der bis in die Arme ausstrahlen kann. Ist die Nervenwurzel nicht betroffen, endet der Schmerz sehr häufig oberhalb des Ellenbogens. Drückt der Bandscheibenvorfall auf die Nervenwurzel, reichen die Schmerzen bis in den Unterarm oder die Hand. Des Weiteren kann die sensorische Wahrnehmung vermindert, verstärkt oder gar nicht vorhanden sein. Häufig wird von massiven Verspannungen in der gesamten Schulter-Nacken-Region berichtet und es kommt oft zu Kopfschmerzen. Die Beweglichkeit ist meist in alle Richtungen schmerzhaft eingeschränkt oder es kommt zu Kopfpositionsveränderungen oder Zwangshaltungen (z. B. Schiefhals).

## 2.4 Wann ist eine Operation sinnvoll?

An dieser Stelle erhalten Sie wichtige Hinweise, die für oder gegen eine Operation sprechen. Diese Punkte ersetzen aber keinesfalls die Diagnose eines Arztes, sondern dienen nur zur Orientierung.

Eine Operation sollte dann durchgeführt werden, wenn die Schmerzen konservativ nicht mehr zu reduzieren sind und eine erhebliche Einschränkung darstellen. Das bedeutet, dass der Alltag nicht mehr ohne massiven Qualitätsverlust bewältigt werden kann. Dabei spielen Faktoren wie das Alter, sportliche Ambitionen und die vorhandenen knöchernen Strukturen eine wesentliche Rolle.

### Nicht operative (konservative) Behandlung

Bei konservativen therapeutischen Maßnahmen geht man meist folgendermaßen vor: In der Entzündungsphase (ca. zwei Wochen lang) steht die medikamentöse Behandlung im Vordergrund. Außerdem werden Maßnahmen aus der physikalischen Therapie angewandt (Wärme, Kälte, Elektrotherapie etc.). In der zweiten Heilungsphase, der Proliferationsphase (ca. 3.–6. Woche), treten häufig intermittierende (zeitweilige) Schmerzen auf und die Physiotherapie leitet schmerzfreie Gelenkmobilisationen ein. Des Weiteren werden Stabilisations- und Beweglichkeitsübungen gezeigt.

Krafttraining produziert in dieser Phase noch zu hohe Kompressionskräfte. Schlussendlich wird noch Ausdauertraining zur verbesserten Durchblutung und Nährstoffversorgung durchgeführt.

Bei komplikationslosem Verlauf ist das Ziel der letzten Rehabilitationsphase (Remodellierungsphase ca. ab der 7. Woche), das komplette individuelle Bewegungsausmaß wiederzuerlangen.

Beim Beweglichkeitstraining dürfen endgradig Dehnschmerzen provoziert werden. Alle Krafttrainingsmethoden sollten mit Full-Range-of-Motion-Training durchgeführt werden.

Ebenfalls dürfen schmerzfreie reaktive Trainingsmethoden angewandt werden, da auch bei alltäglichen Bewegungen hohe Geschwindigkeiten vorkommen.

**Operative Behandlung**

Die Auswahl einer bestimmten Operationsmethode bleibt dem erfahrenen Chirurgen vorbehalten. Infrage kommen:

▶ Diskektomie: Der Bandscheibenraum wird ausgeräumt.
▶ Fusion: Versteifungen werden im Zusammenhang mit Diskektomien ausgeführt. Es werden dabei verschiedene Materialien verwendet. Bei autologen Transplantaten wird Material aus dem Beckenkamm oder der Fibula entnommen. Bei allogenen Transplantaten werden Titan- oder ähnliche Materialien verwendet. Zur Stabilisierung des operierten Segments werden zusätzlich Klammern, Schrauben oder Platten eingesetzt.
▶ Bandscheibenprothesen: Hierbei werden künstliche Gelenke aus verschiedenen Materialien und mit verschiedenen biomechanischen Eigenschaften eingesetzt.

# 3 Krafttraining für die Halswirbelsäule

Ein Krafttraining der Hals-Nacken-Muskulatur ist bei allen Beschwerden der Halswirbelsäule unumgänglich. Liegen sehr starke Nackenverspannungen vor, die schon bei kleinsten Belastungen auftreten, sowie Dauerschmerz oder Schmerzen, die durch psychische Belastungen hervorgerufen werden, sollte in der ersten Zeit ausschließlich ein Stoffwechseltraining mit Schulterheben oder Schulterkreisen ohne Nutzung von Gewichten durchgeführt werden.

Ist der Kunde in der Lage, ohne Probleme ein Stoffwechseltraining mit hoher Wiederholungszahl (100 und mehr) zu absolvieren, kann mit kräftigenden Übungen begonnen werden. Es sollten sowohl die lokalen Stabilisatoren als auch die globalen Stabilisatoren und Mobilisatoren trainiert werden, aber auch die scapulafixierende Muskulatur und die Schultergürtelmuskulatur. „Neben den lokalen und globalen Halsmuskelgruppen kann durch diese Verbindungen ein allgemeines Training für den Schultergürtel (Retraktion, Pro-

traktion, Abduktion) zur Stabilisierung auch für den Halswirbelsäulenpatienten empfohlen werden." (Diemer/Sutor 2010, S. 27).

Anfangs sollte mit kurzem Lastarm gearbeitet werden. Später geht man zu einem längeren Lastarm über. Zusätzlich werden die Hals-Nacken-Muskeln mit Flexions-, Extensions- und Lateralflexionsübungen belastet. Generell sollte auf eine physiologische, fixierte Halslordose geachtet werden.

Das Krafttraining sollte immer im **schmerzfreien Bereich** durchgeführt werden. Es sollte über den maximal **möglichen ROM** (Range of Motion = Bewegungsradius) gearbeitet werden, wenn dies beschwerdefrei möglich ist.

Am häufigsten kommt wegen der geringen Gelenkbelastung das **Kraftausdauertraining** zur Anwendung. Dabei sind folgende Rahmenbedingungen zu beachten:

▶ 20–30 (bis zu 40) Wiederholungen,
▶ 2–5 Sätze,
▶ 1–1½ Minuten Pause.

- 2 – 1 – 4 Sekunden pro Wiederholung (2 Sekunden konzentrische, 1 Sekunde isometrische, 4 Sekunden exzentrische Belastung)

Je nach Belastbarkeit des Kunden kann in ein sanftes Hypertrophietraining gewechselt werden. Hierbei sind folgende Rahmenbedingungen zu beachten:

- 12–20 Wiederholungen,
- 2–5 Sätze,
- 2 Minuten Pause,
- 2 – 1 – 4 Sekunden pro Wiederholung (Definition s.o.).

Vergleiche hierfür auch die Informationen im Betreuungshandbuch Wirbelsäule (Stübel/Müller/Schley 2012).

Auf den folgenden Seiten werden zahlreiche Übungen zur Stärkung der Hals- und Nackenmuskulatur, der scapulafixierenden Muskulatur und der Schultergürtelmuskulatur aufgelistet, die für eine stabile Halswirbelsäule sinnvoll sind. Diese Übungen ermöglichen ein abwechslungsreiches Training mit einem immer neuen Reiz auf die notwendigen Strukturen.

### 3.1 Übungen für die lokalen Stabilisatoren (Stufe I)

# Übung für die M.-longus-colli-Ansteuerung

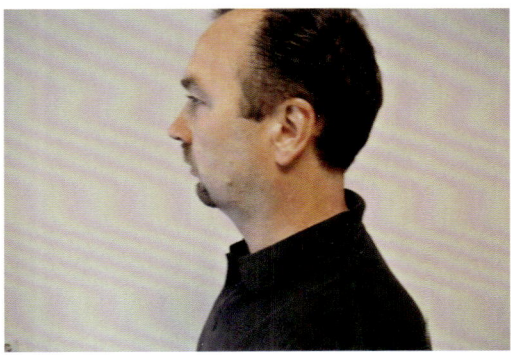

Ausgangsposition

**Anweisungen für die Übung:**

▶ In der Ausgangsstellung in eine Flexion um C2 (keine Retraktion) gehen.

▶ Das Kinn bewegt sich zum Kehlkopf.

▶ Mit den Händen kann eine sanfte Druckerhöhung durchgeführt werden.

10 Wiederholungen à 10 Sekunden durchführen.

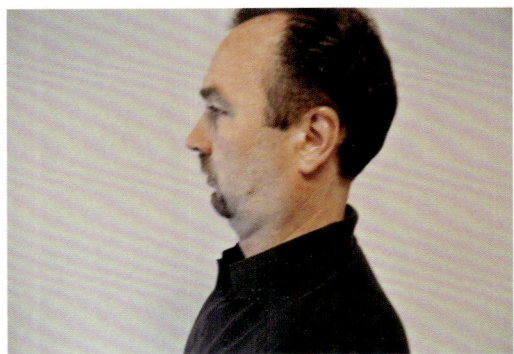

Endposition

# Übung für die M.-trapezius-pars-ascendens-Aktivierung

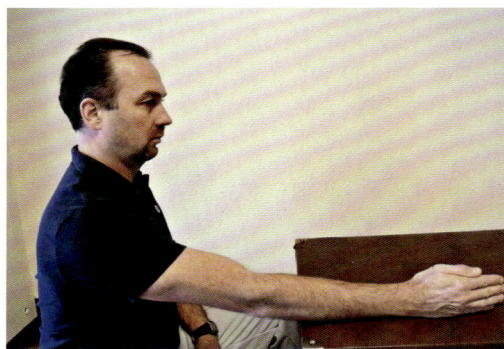

Ausgangsposition

**Anweisungen für die Übung:**

▶ Stabile Körperhaltung
(physiologische Lordose)
einnehmen.

▶ Arm in ca. 70° Abduktion
ablegen.

▶ Scapula-Adduktion
durchführen.

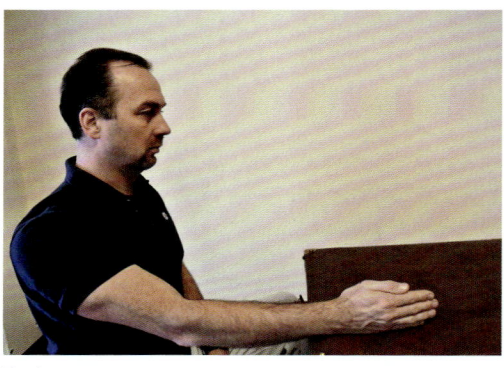

Endposition

# Übung für den M. serratus anterior

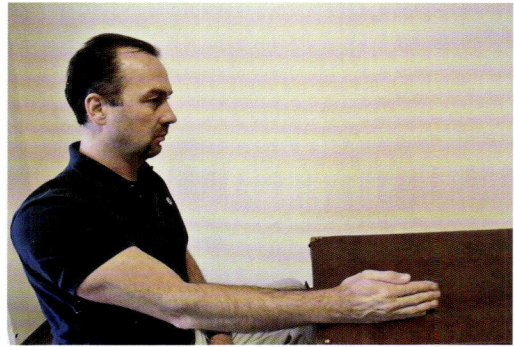

Ausgangsposition

**Anweisungen für die Übung:**

▶ Stabile Körperhaltung (physiologische Lordose) einnehmen.

▶ Arm in ca. 70° Abduktion ablegen.

▶ Schulterprotraktion durchführen.

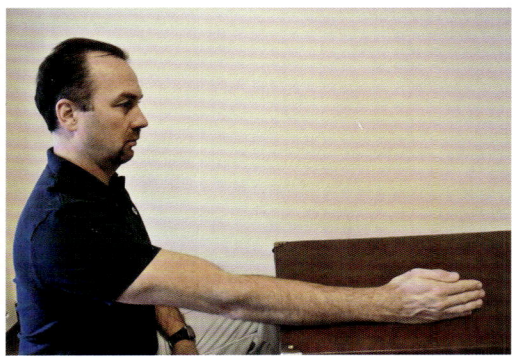

Endposition

## 3.2 Übungen für die lokalen und globalen Stabilisatoren und die schulterblattstabilisierende Muskulatur (Stufe II)

# Adduktion der Schulterblätter vorgebeugt

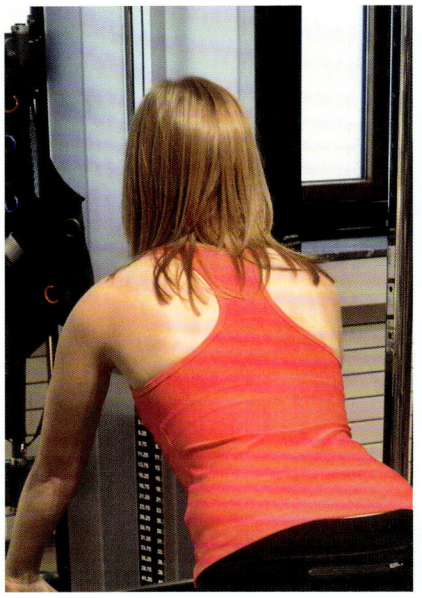

Ausgangsposition                    Endposition

### Anweisungen für die Übung:

▶ Stabile Körperhaltung einnehmen.

▶ Oberkörper in einem 45-Grad-Winkel nach vorne neigen.

▶ Wirbelsäule bleibt gerade.

▶ Knie leicht beugen.

▶ Arme bleiben gestreckt und nur die Schulterblätter werden nach hinten gezogen.

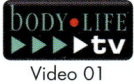

Video 01

# Frontheben mit leichtem Gewicht

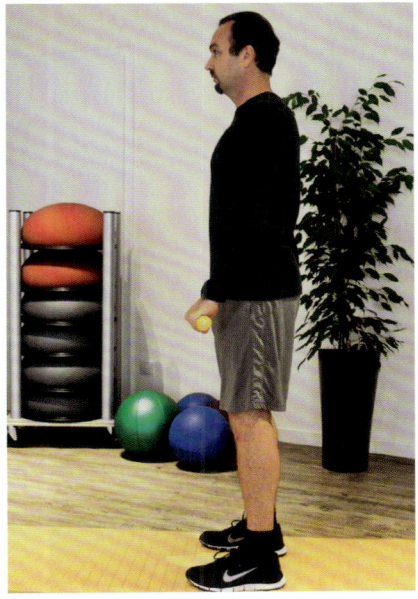

Ausgangsposition

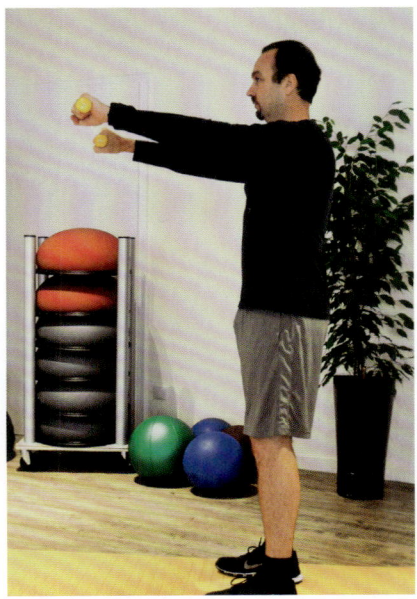

Endposition

### Anweisungen für die Übung:

▶ Übung mit leichten Gewichten durchführen.

▶ Stabiler, hüftbreiter Stand, Dreipunktbelastung.

▶ Arme nach vorne führen, darauf achten, dass die Scapula unten bleibt.

Die Übung kann auch im Sitzen, auf einem Stuhl oder mit einem Gymnastikball durchgeführt werden. Sollte die Übung zu schwer sein, kann auch der Arm abwechselnd nach oben genommen werden.

**bODY•LIFE**
▶▶▶▶tv
Video 02

# Übung für den M. serratus anterior im Stütz

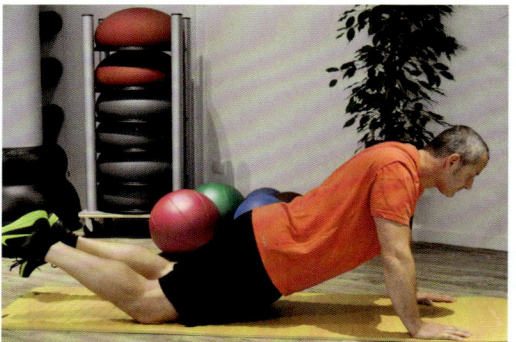

Ausgangsposition

**Anweisungen für die Übung:**

▶ Brustkorb vor- und zurückschieben.

▶ Stabilität in der Rumpfmuskulatur beibehalten.

Kurzer und langer Hebel möglich.

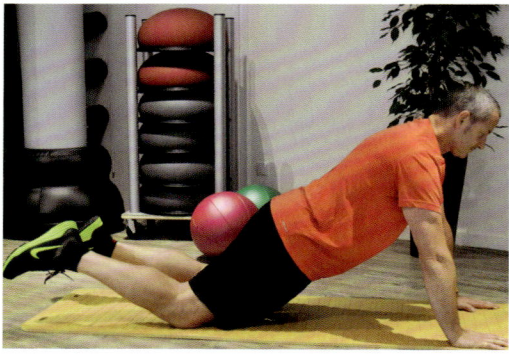

Endposition

Video 03

Videos: www.bodylife.de/buecherclips

## Schulterelevation an der Wand

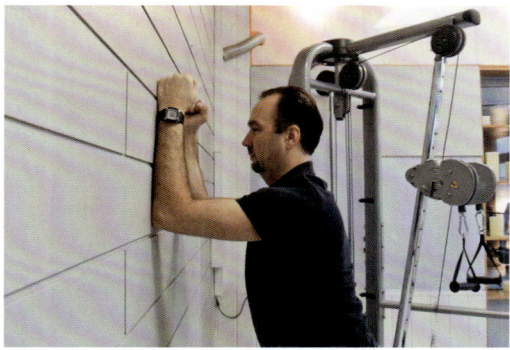

Ausgangsposition

**Anweisungen für die Übung:**

▶ An der Wand stehen.

▶ Stabile Körperhaltung einnehmen.

▶ Unterarme hoch- und runterschieben.

Übung kann mit kurzem und mit langem Hebel durchgeführt werden.

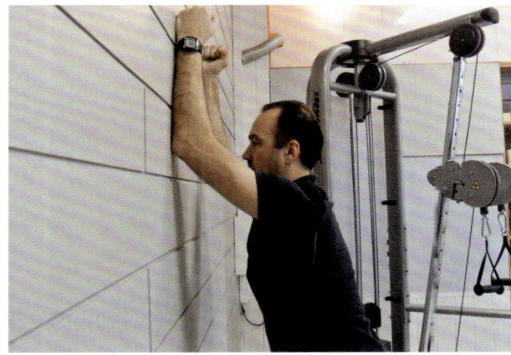

Endposition

# Liegestütz plus

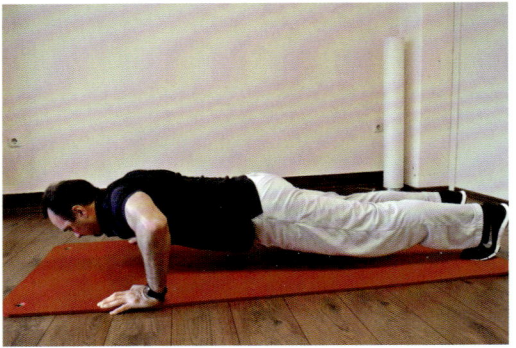

Ausgangsposition

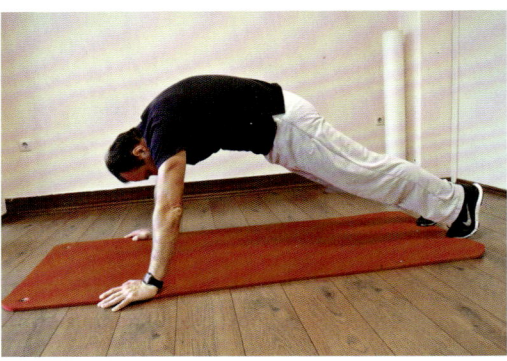

Endposition

**Anweisungen für die Übung:**

▶ Liegestützposition einnehmen.

▶ Am Ende der Liegestützbe-
wegung den Brustkorb
noch zusätzlich
nach oben drücken.

▶ Oberkörper rund machen.

▶ Wieder in die Ausgangs-
stellung kommen.

# Schulterflexion und -protraktion mit Kabelzug

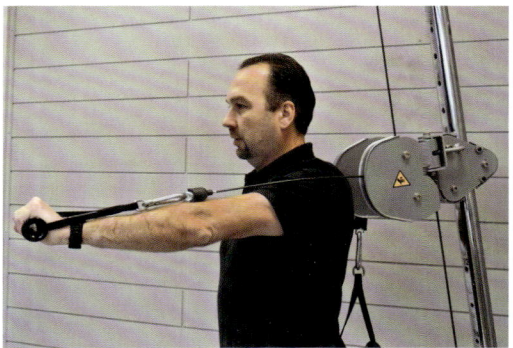

Ausgangsposition

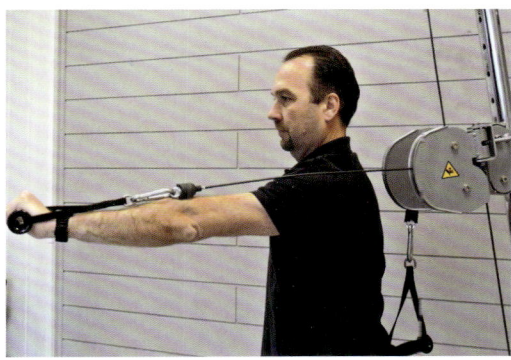

Endposition

**Anweisungen für die Übung:**

▶ Stabiler Stand einnehmen.

▶ Arme im 90-Grad-Winkel nach vorne nehmen und Kabelzug umgreifen.

▶ Arme so weit wie möglich nach vorne schieben.

▶ Schulterblätter bewegen sich dabei auch nach vorne.

# Bankdrücken mit gestreckten Armen

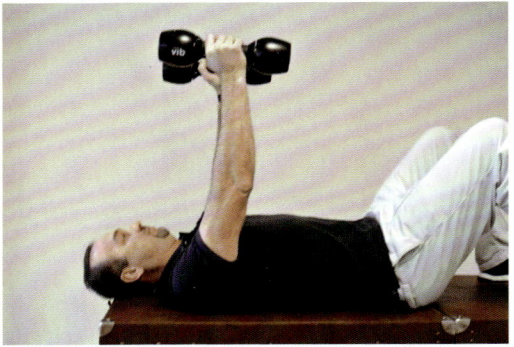

Ausgangsposition

**Anweisungen für die Übung:**

▶ Rückenlage auf der Bank oder am Boden einnehmen.

▶ Arme soweit wie möglich nach oben schieben.

▶ Schulterblätter bewegen sich nach oben Richtung Decke.

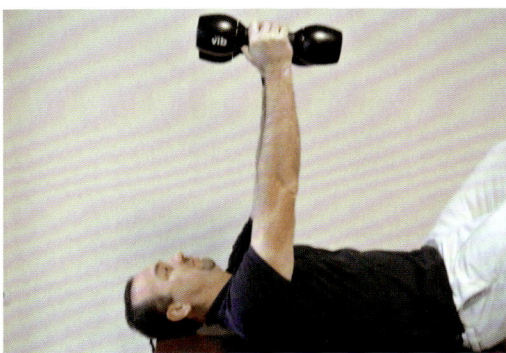

Endposition

## Anteversion und Außenrotation

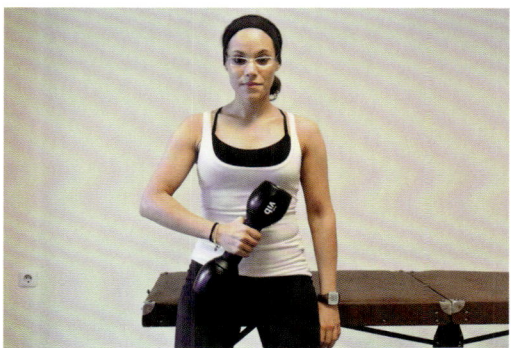

Ausgangsposition

**Anweisungen für die Übung:**

▶ Arm anheben bis 90°.

▶ Dabei eine Außenrotation und Anteversion durchführen.

Variation: Die Übung kann auch mit einem Kabelzug durchgeführt werden.

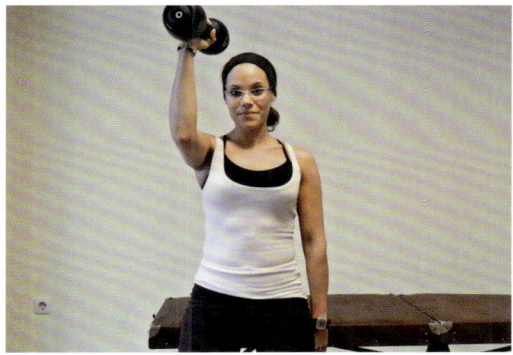

Endposition

# Übung Schulterblatt zur Wirbelsäule ziehen am Kabelzug

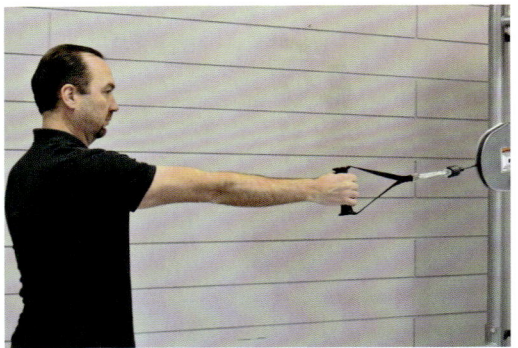

Ausgangsposition

**Anweisungen für die Übung:**

▶ Schulterblatt nach unten und zur Wirbelsäule führen.

▶ Oberen Anteil des M. trapezius locker lassen.

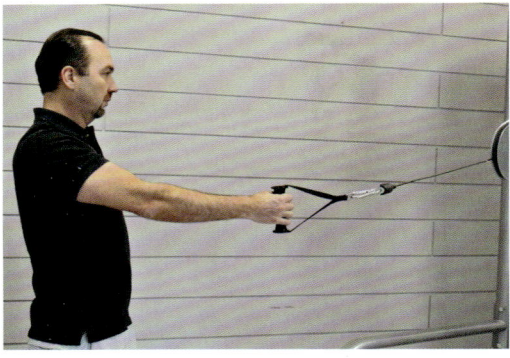

Endposition

## Posteriore Depression bilateral

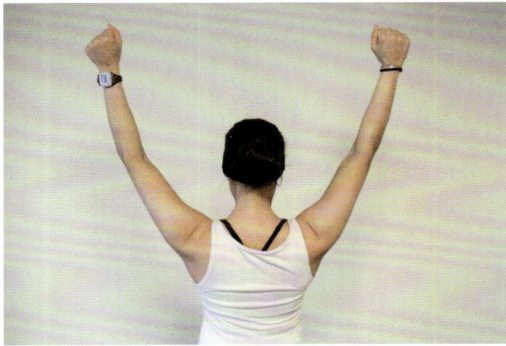

Ausgangsposition

**Anweisungen für die Übung:**

▶ Schulterblatt nach unten und zur Wirbelsäule führen.

▶ Oberen Anteil des M. trapezius locker lassen.

Übung kann auch gegen Widerstand wie z.B. Seilzug durchgeführt werden.

Die Übung dient zur Wahrnehmung und zur Verbesserung des Körpergefühls. Um einen Trainingseffekt erreichen zu können, muss mit einem Kabelzug gearbeitet werden.

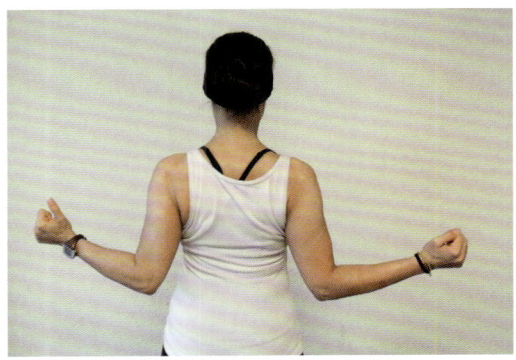

Endposition

# Arme rückführen in Bauchlage

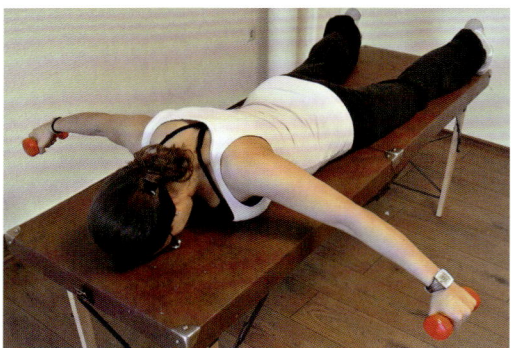

Ausgangsposition

**Anweisungen für die Übung:**

▶ Position in Bauchlage auf einer Bank oder einem Tisch einnehmen.

▶ Arme bleiben nach außen gestreckt.

▶ Schulterblätter zur Wirbelsäule ziehen.

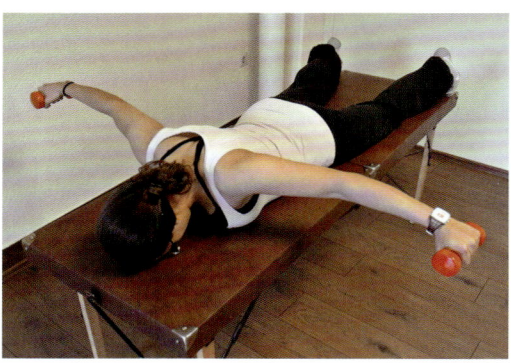

Endposition

Videos: www.bodylife.de/buecherclips

# Arme rückführen mit Kurzhantel vorgebeugt

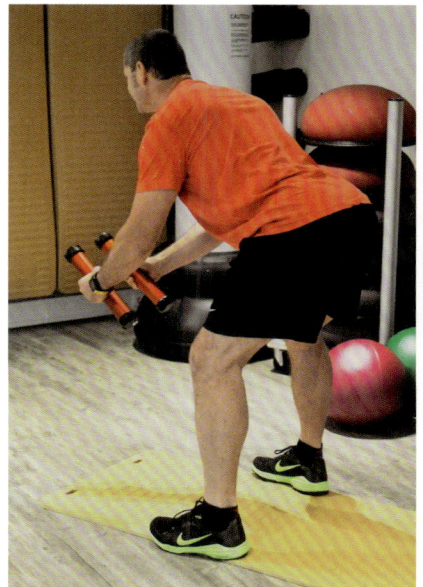

Ausgangsposition

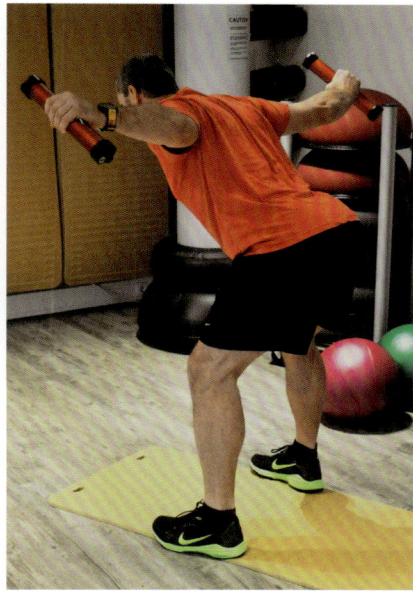

Endposition

**Anweisungen für die Übung:**

▶ Stabilen Stand einnehmen.

▶ Oberkörper ca. 45 Grad nach vorne beugen.

▶ Mit den Beinen leicht in die Knie gehen.

▶ Arme von unten gegen Widerstand nach oben führen.

Die Übung ist durch die Standposition deutlich schwerer zu stabilisieren und dient als Variante.

Bei einer stabilen Halswirbelsäule kann die Übung auch mit XCOs durchgeführt werden. Hier können zusätzlich kleine Bewegungen nach oben und nach unten erfolgen.

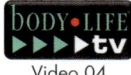

Video 04

# Arme rückführen am Kabelzug sitzend

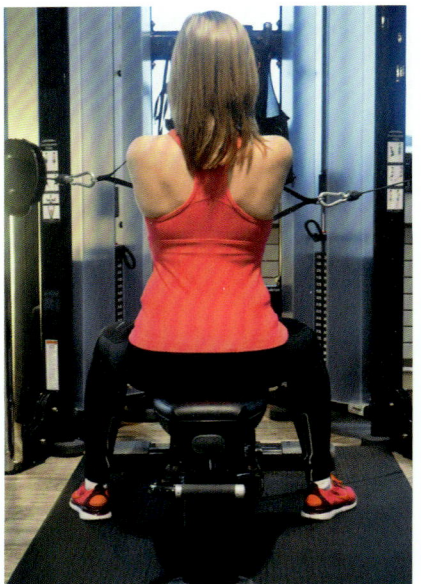

Ausgangsposition

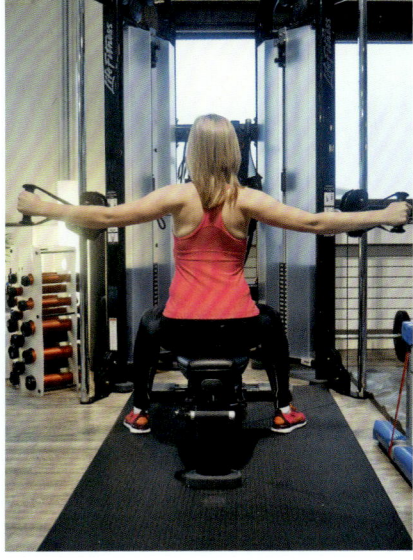

Endposition

**Anweisungen für die Übung:**

▶ Aufrechter Sitz auf einem Stuhl oder einem großen Gymnastikball.

▶ Fixierte Lenden- und Halslordose.

▶ Die Arme fast gestreckt in Schulterhöhe nach hinten führen.

▶ Die Scapula aktiv zusammenziehen.

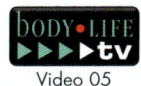

Video 05

Videos: www.bodylife.de/buecherclips

# Seitheben mit Kurzhantel

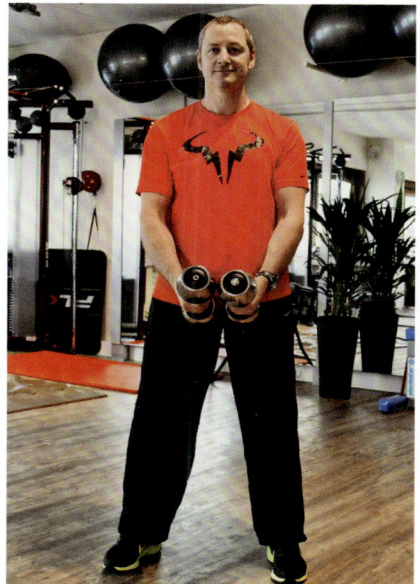

Ausgangsposition

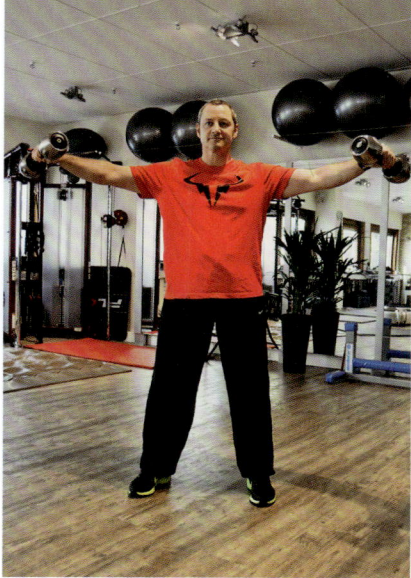

Endposition

**Anweisungen für die Übung:**

▶ „Kurzen Fuß" nach Janda einnehmen (Dreipunktbelastung).

▶ Fixierte Lendenlordose halten.

▶ Hanteln vor dem Körper halten.

▶ Arme bis 90° abduzieren.

▶ Oberarme sollten immer im Gesichtsfeld bleiben, deshalb die Arme 30° antevertieren

▶ Handgelenke stabil halten.

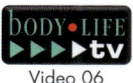

Video 06

# Frontheben mit Kettlebell

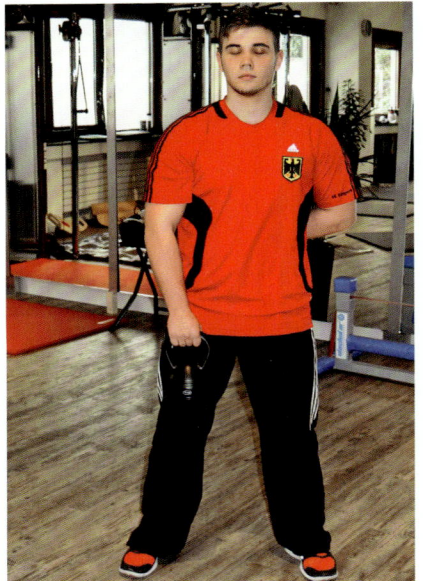

Ausgangsposition

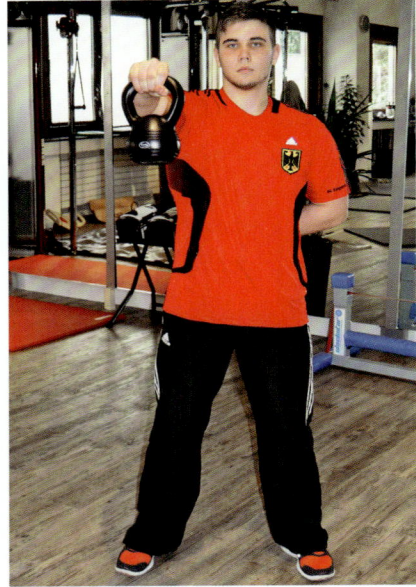

Endposition

**Anweisungen für die Übung:**

▶ Stabilen Stand einnehmen.

▶ Fixierte Lendenlordose halten.

▶ Arme mit dem Kettlebell vor dem Körper anheben und wieder absenken.

Variation: Arme vor dem Körper gleichzeitig nach oben führen.

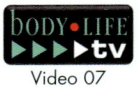

Video 07

Videos: www.bodylife.de/buecherclips

# Schulterheben

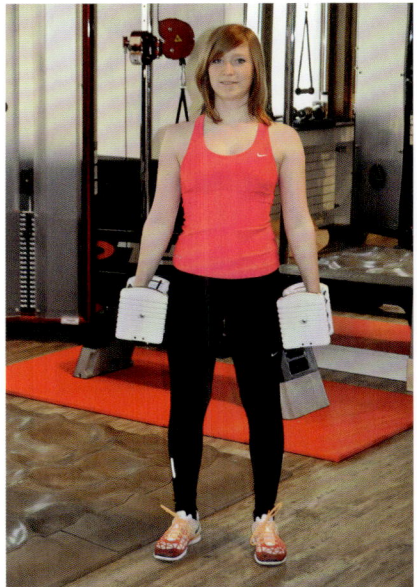

Ausgangsposition

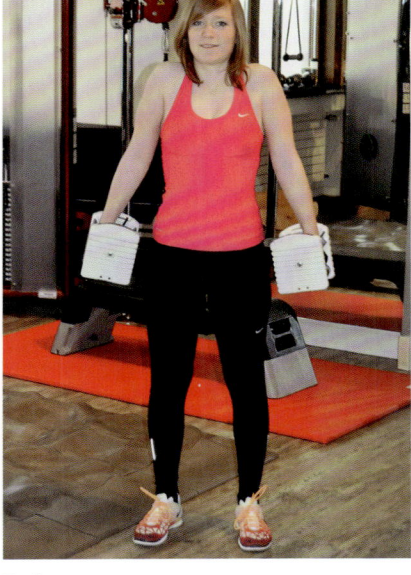

Endposition

**Anweisungen für die Übung:**

▶ Arme bleiben gestreckt.

▶ Oberkörper bleibt stabil.

▶ Schulter zieht Richtung Ohren.

Die Übung kann mit Kurzhanteln, einem Tube, dem Bodyspider oder am Kabelzug durchgeführt werden.

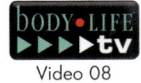

Video 08

# Schultersenken an der Maschine

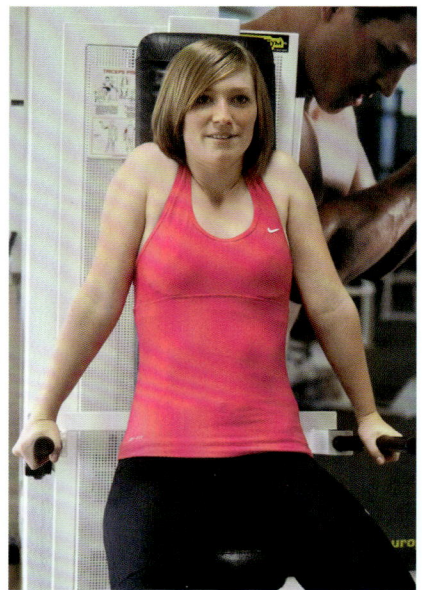

Ausgangsposition

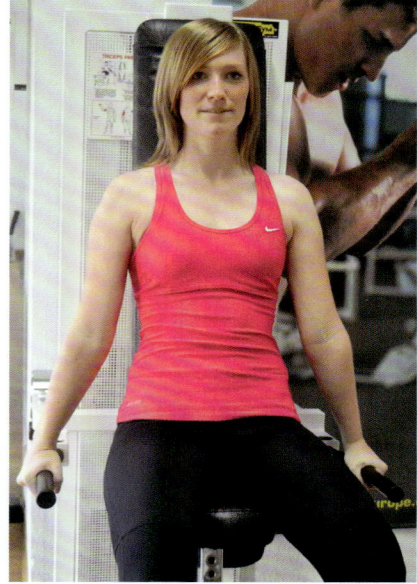

Endposition

**Anweisungen für die Übung:**

▶ Hinsetzen mit fixierter Lenden- und Halslordose.

▶ Die gestreckten Arme nach unten drücken, sodass sich die Scapula senkt.

▶ Evtl. anfangs mit kleinerem ROM beginnen, dann über die gesamte Bewegungsamplitude arbeiten.

Video 09

## Schultersenken am Kabelzug

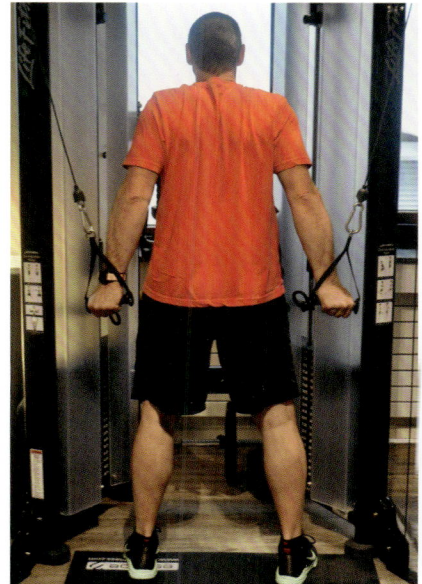
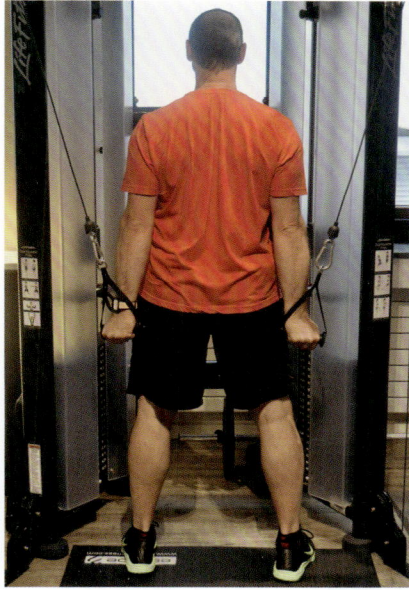

Ausgangsposition                     Endposition

**Anweisungen für die Übung:**

▶ Stabiler Stand mit Dreipunktbelastung am Fuß.

▶ Fixierte Lenden- und Halslordose.

▶ Die gestreckten Arme nach unten drücken, sodass sich die Scapula senkt.

Die Übung kann auch im Sitzen auf einem Stuhl oder mit einem großen Gymnastikball durchgeführt werden.

Video 10

## 3.3 Übungen für die lokalen und globalen Stabilisatoren (Stufe III) (Hier handelt es sich z.T. um ähnliche Übungen wie in Stufe II, nur mit einem größeren Hebel)

# Extension und Flexion ohne Belastung (Mobilisation)

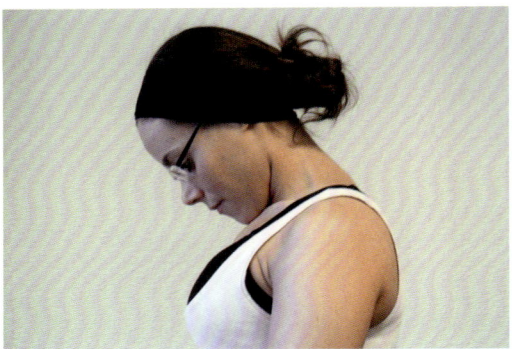

Ausgangsposition

**Anweisungen für die Übung:**

▶ Mit aufrechtem Rücken sitzen.

▶ Oder einen stabilen Stand einnehmen.

▶ Extension und Flexion durchführen (Nicken).

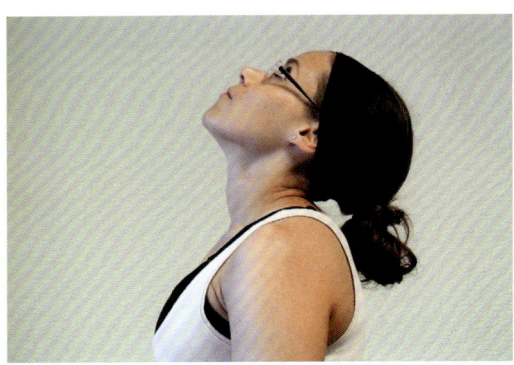

Endposition

# Flexion in Rückenlage auf der Massagebank

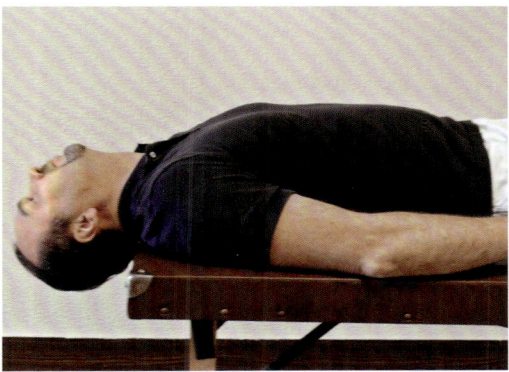

Ausgangsposition

**Anweisungen für die Übung:**

▶ Körper auf eine Massage-
   bank legen.

▶ Bewegung in der Flexion
   durchführen.

▶ Dann wieder den Kopf
   absenken und die Übung
   wiederholen.

Endposition

# Flexion gegen den Redondoball

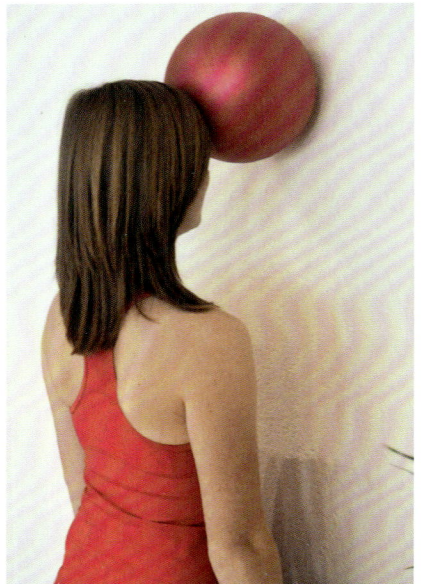

Ausgangsposition

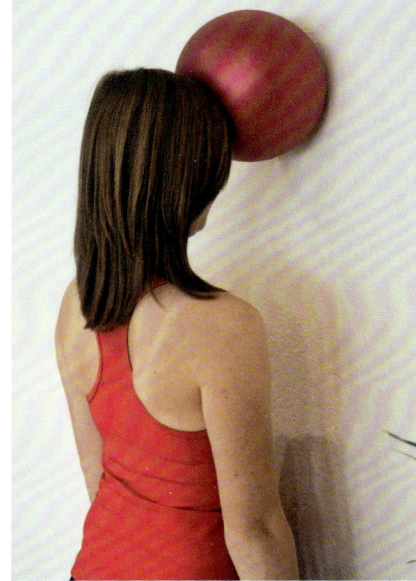

Endposition

**Anweisungen für die Übung:**

▶ Stabile Körperhaltung vor einer Wand einnehmen.

▶ Einen Redondoball zwischen Stirn und Wand klemmen.

▶ Mit dem Kopf gegen den Ball drücken und wieder entspannen.

Die Übung kann auch in Bauchlage mit Ball am Boden durchgeführt werden.

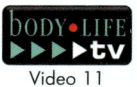

Video 11

# Flexion am Kabelzug

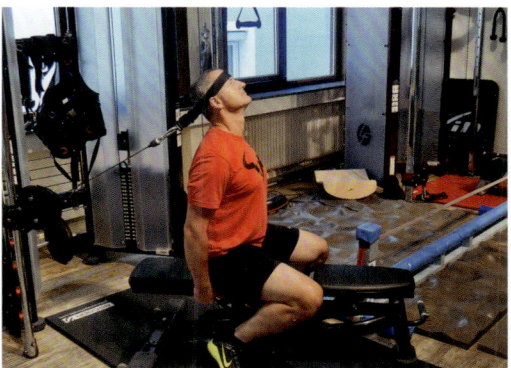

Ausgangsposition

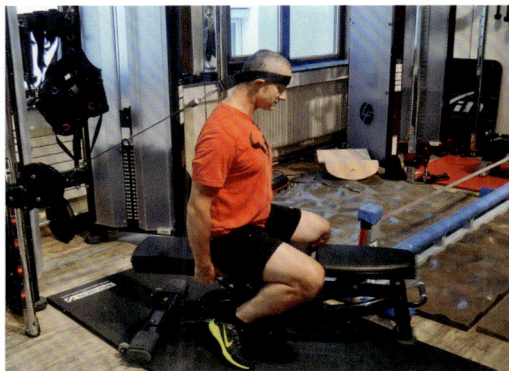

Endposition

**Anweisungen für die Übung:**

▶ Mit dem Rücken zum Kabelzug sitzend.

▶ Die Manschette um den Kopf legen.

▶ Fixierte Lenden- und Halslordose beachten.

▶ Flexion der HWS durchführen.

Die Übung kann auch im Stehen oder im Sitzen auf einem großen Gymnastikball durchgeführt werden, alternativ mit einem Theraband.

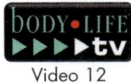

Video 12

# Extension auf der Massagebank

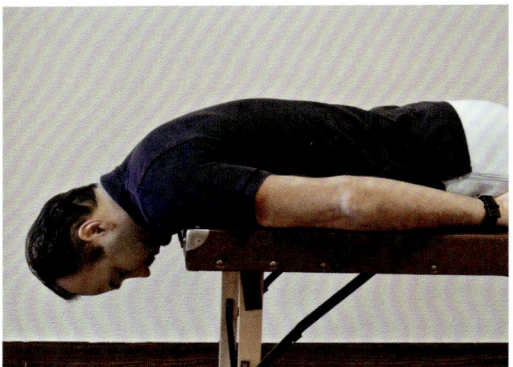

Ausgangsposition

**Anweisungen für die Übung:**

▶ Körper auf eine Massage-
bank legen.

▶ Bewegung in der Exten-
sion durchführen.

▶ Dann wieder den Kopf
absenken und die Übung
wiederholen.

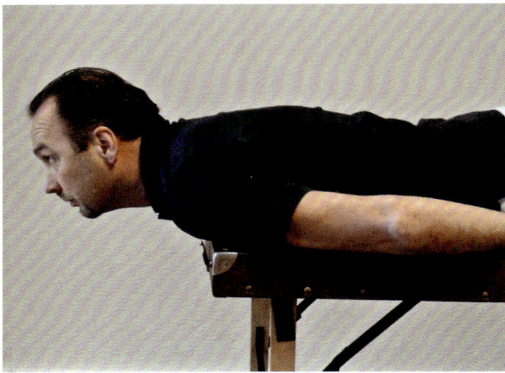

Endposition

# Extension mit Theraband

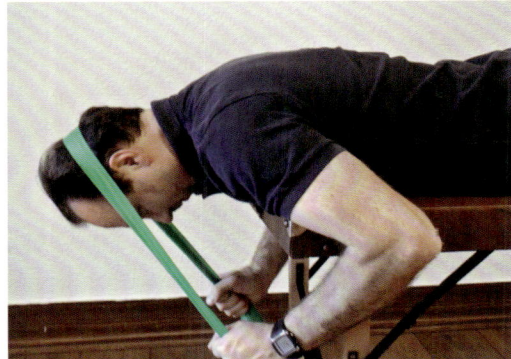

Ausgangsposition

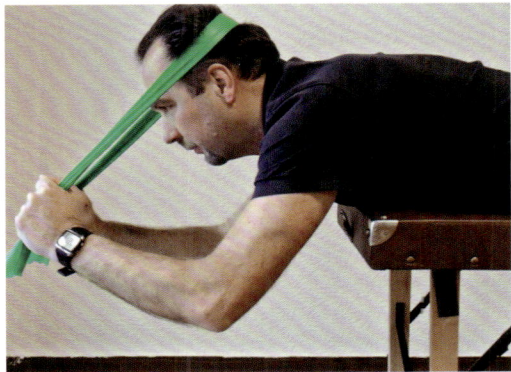

Endposition

**Anweisungen für die Übung:**

▶ Bauchlage auf einer Bank oder einem Tisch einnehmen.

▶ Theraband am Kopf befestigen.

▶ Gegen Widerstand den Kopf in eine Extension bringen.

▶ Arme gehen leicht mit, damit das Theraband am Kopf fixiert werden kann.

▶ Danach wird der Kopf in die Ausgangsposition zurück gebracht.

Die Übung ist auch im Sitzen oder im Stehen durchführbar.

# Extension mit dem Redondoball

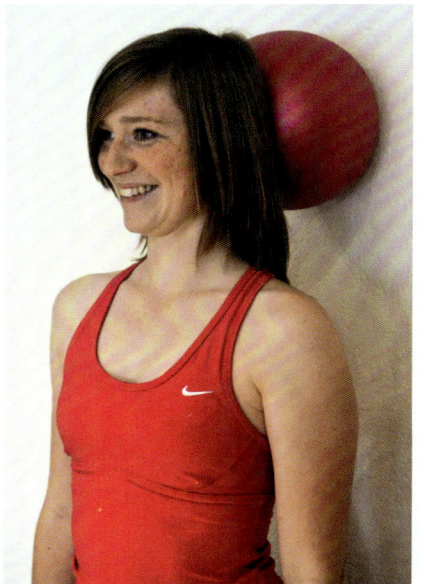

Ausgangsposition          Endposition

**Anweisungen für die Übung:**

▶ Rückwärts an der Wand stehen.

▶ Ball am Hinterkopf positioniert.

▶ Gegen den Ball drücken.

Die Übung ist auch in Rückenlage auf dem Boden durchführbar.

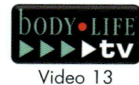

Video 13

# Extension mit Kastaniensäckchen in Senkhalte

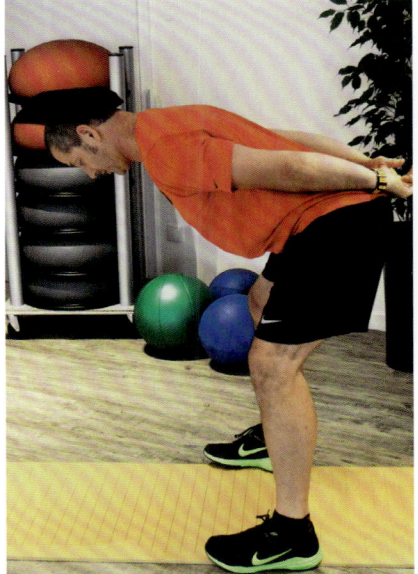

Ausgangsposition

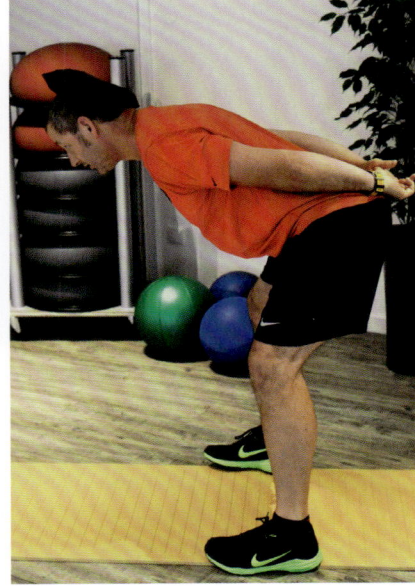

Endposition

**Anweisungen für die Übung:**

▶ In die Senkhalte (Körper vorgebeugt) mit fixierter Lenden- und Halslordose gehen.

▶ Dreipunktbelastung, gegrätschte Beine.

▶ Das Kastaniensäckchen auf den Hinterkopf legen und eine Extension durchführen.

# Lateralflexion auf der Massagebank

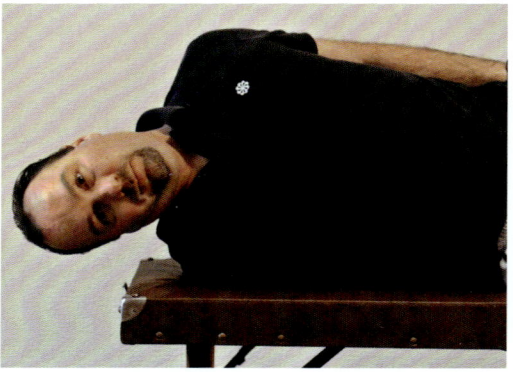

Ausgangsposition

**Anweisungen für die Übung:**

▶ Seitlage ohne Kopfunterstützung einnehmen.

▶ Lateralflexion mit dem Kopf durchführen.

Die Übung langsam durchführen und die exzentrische Phase betonen.

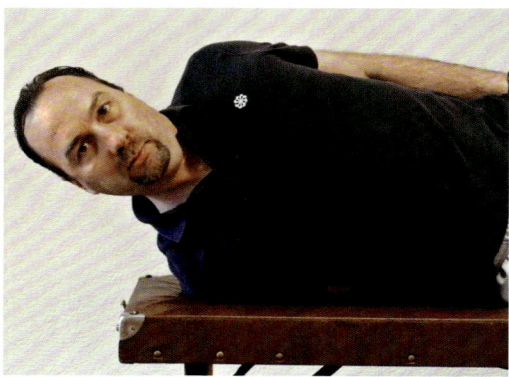

Endposition

# Lateralflexion mit dem Redondoball

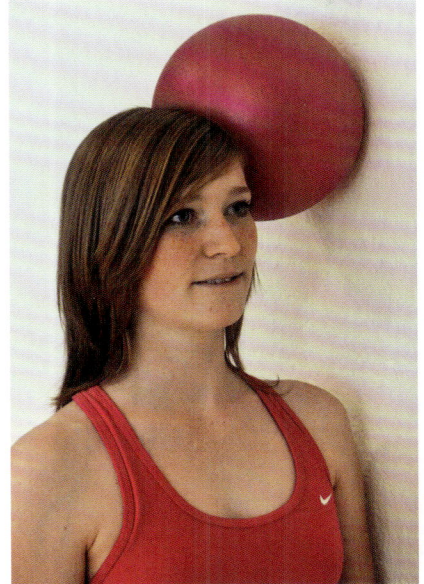

Ausgangsposition

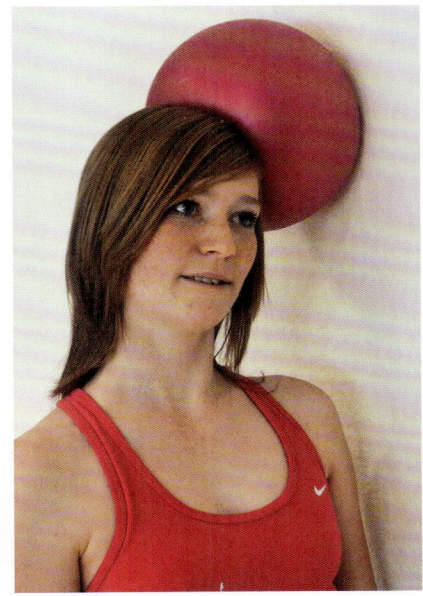

Endposition

**Anweisungen für die Übung:**

▶ Seitlich an der Wand stehend den Kopf an den Ball lehnen.

▶ Mit dem Kopf gegen den Ball drücken

Die Übung kann auch in der Seitenlage mit angewinkelten Beinen durchgeführt werden.

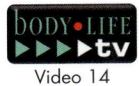

Video 14

# Lateralflexion am Kabelzug

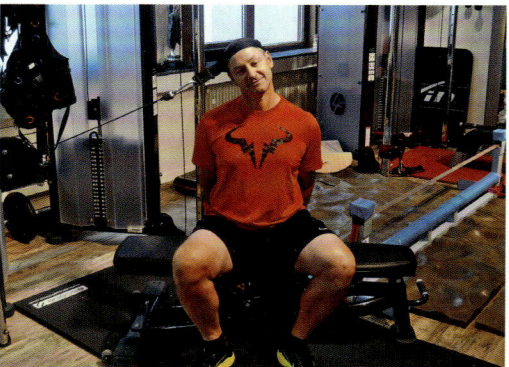

Ausgangsposition

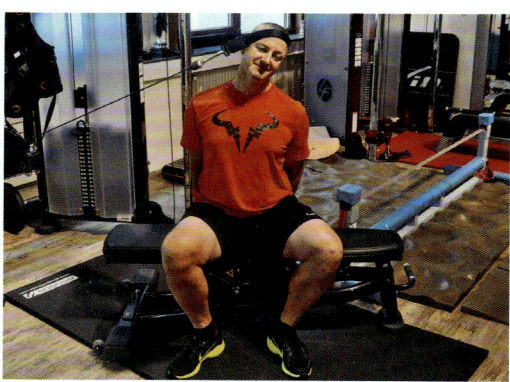

Endposition

**Anweisungen für die Übung:**

▶ Seitlich zum Kabelzug sitzen.

▶ Fixierte Lenden- und Halslordose.

▶ Schlinge um den Kopf legen und eine Lateralflexion durchführen.

▶ Oberkörper ruhig lassen.

Auch im Stehen oder auf einem großen Gymnastikball durchführbar, alternativ mit Theraband.

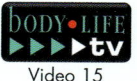

Video 15

Videos: www.bodylife.de/buecherclips

# Abduktion der Scapula mit zwei großen Gymnastikbällen

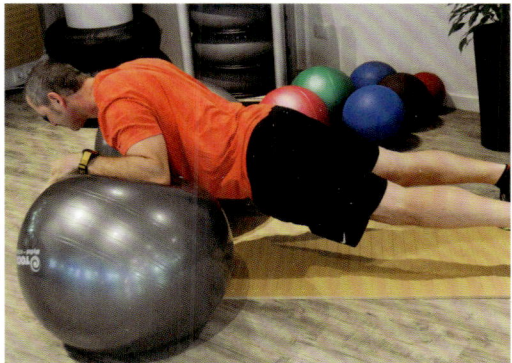

Ausgangsposition

**Anweisungen für die Übung:**

▶ Unterarmstütz auf den Bällen.

▶ Auf den Knien oder gestreckt mit fixierter Lenden- und Halslordose.

▶ Die Schulterblätter abduzieren.

Die Übung kann auch an der Wand durchgeführt werden.

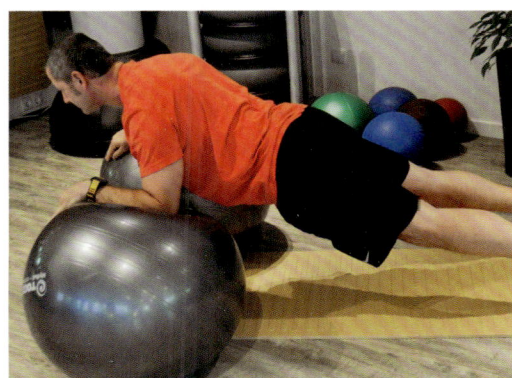

Endposition

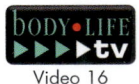

Video 16

# Schultersenken auf einem Stuhl

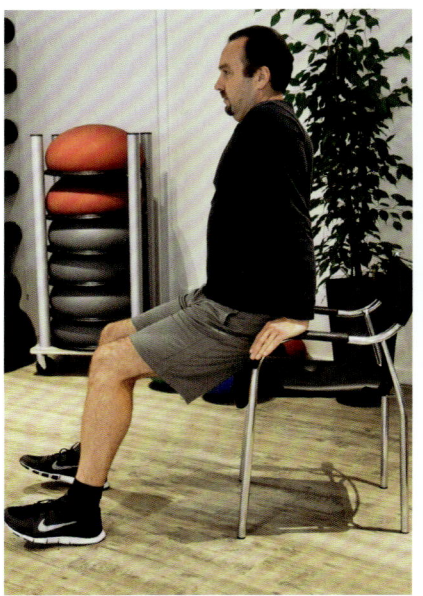 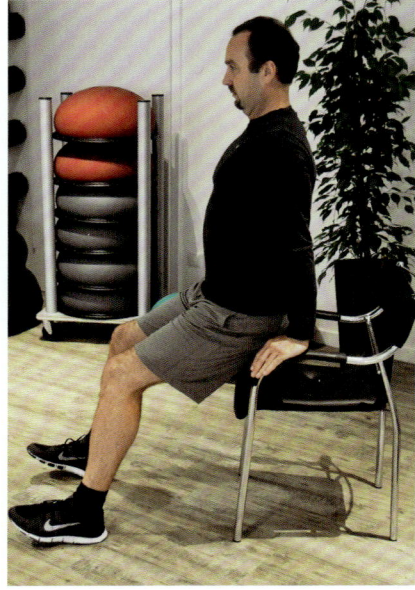

Ausgangsposition                    Endposition

**Anweisungen für die Übung:**

▶ Mit gestreckten Armen auf den Stuhllehnen abstützen.

▶ Beine aufgestellt oder nach vorne getreckt.

▶ Arme bleiben bei der Übung gestreckt.

▶ Aus der Schultersenke die Schulter nach oben Richtung Decke drücken.

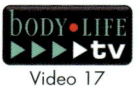

Video 17

Videos: www.bodylife.de/buecherclips

# Schultersenken am Kabelzug

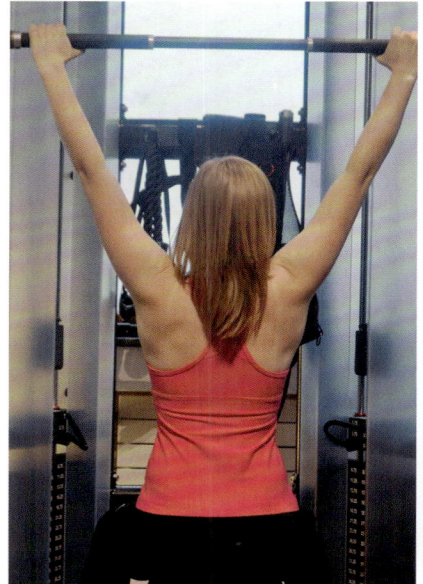

Ausgangsposition

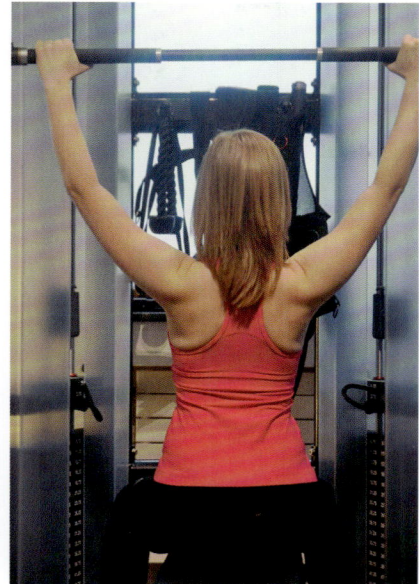

Endposition

**Anweisungen für die Übung:**

▶ Sitz mit fixierter Lenden- und Halslordose, Stange greifen.

▶ Arme lang lassen und gestreckt nach unten ziehen, sodass sich die Scapula senkt.

Die Übung kann auch alternativ mit Thercband durchgeführt werden.

Video 18

# Latziehen mit aktivem Runterdrücken der Scapula

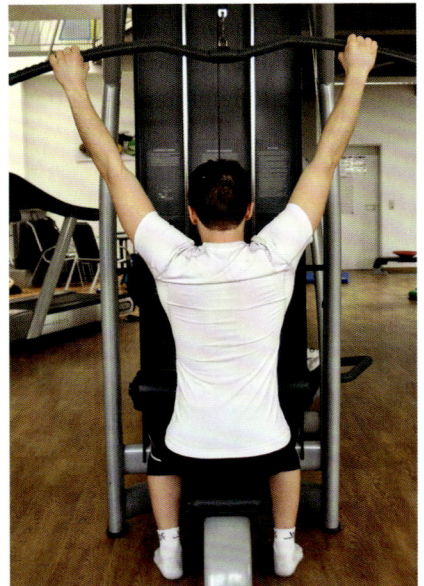 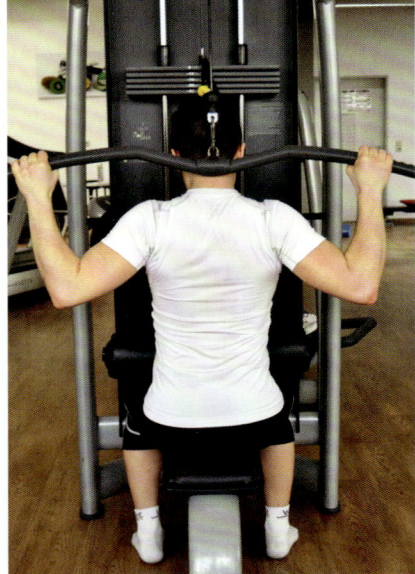

Ausgangsposition                    Endposition

**Anweisungen für die Übung:**

▶ Sitz mit fixierter Lenden- und Halslordose, Stange greifen.

▶ Arme lang lassen und gestreckt nach unten ziehen, sodass sich die Scapula senkt.

▶ Am Ende des Schulterblattsenkens werden die Arme gebeugt.

Videos: www.bodylife.de/buecherclips

# Nackendrücken mit Langhantel

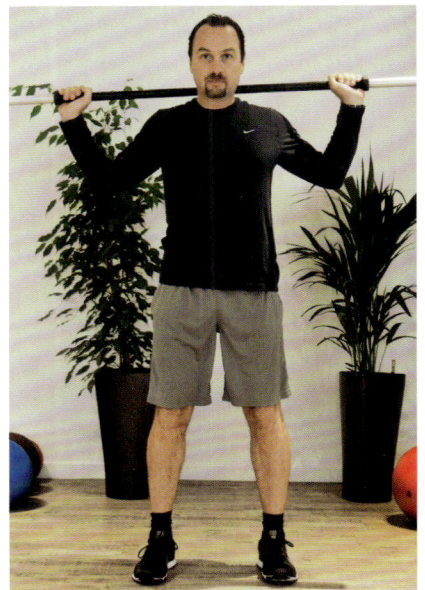
Ausgangsposition

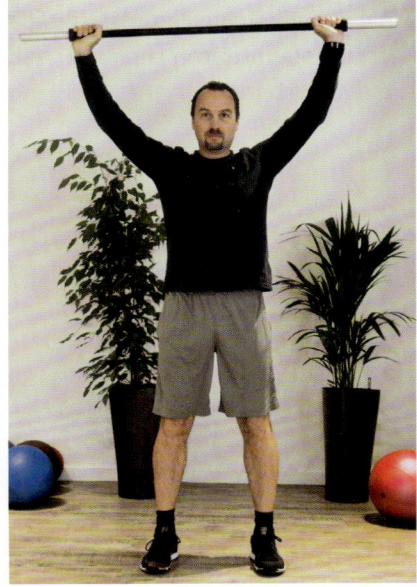
Endposition

**Anweisungen für die Übung:**

▶ Hüftbreiter Stand, Dreipunktbelastung.

▶ Fixierte Lenden- und Halslordose.

▶ Arme nach oben drücken, bis die Arme fast gestreckt sind.

Alternativ mit Kurzhantel, an der Maschine oder mit Tube.

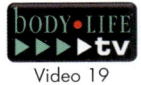
Video 19

## 3.4 Dynamische Übungen zur reaktiven HWS-Stabilisation (Stufe IV)

# Liegestütz mit Abdrücken

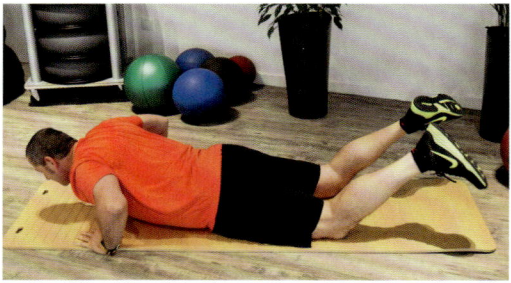

Ausgangsposition

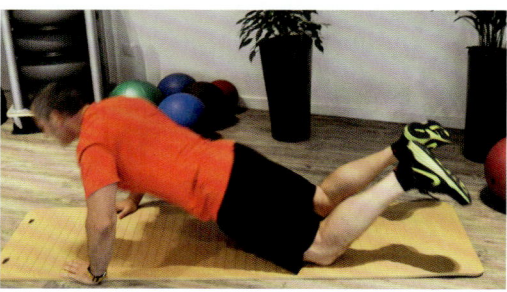

Zwischenposition

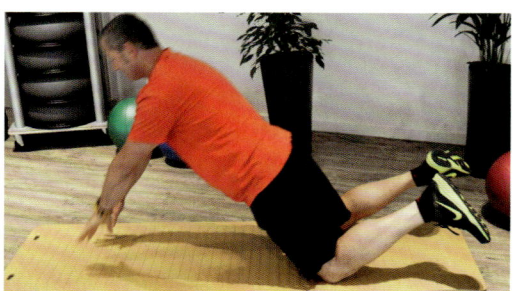

Endposition

**Anweisungen für die Übung:**

▶ Liegestützposition einnehmen, kurzer Hebel.

▶ Fixierte Lenden- und Halslordose.

▶ Mit den Händen vom Boden abdrücken und wieder auffangen.

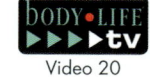

Video 20

# Ball fangen über Kopf

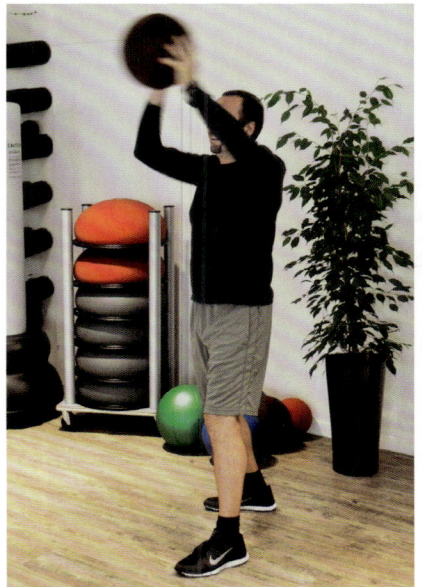

Ausgangsposition

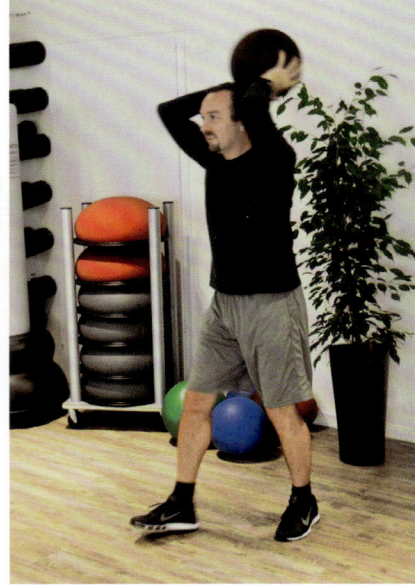

Endposition

**Anweisungen für die Übung:**

▶ Stabiler Stand in leichtem Ausfallschritt.

▶ Fixierte Lenden- und Halslordose.

▶ Den zugeworfenen Ball über Kopf fangen und zurückwerfen.

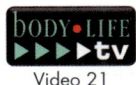

Video 21

# Ball seitlich fangen und werfen

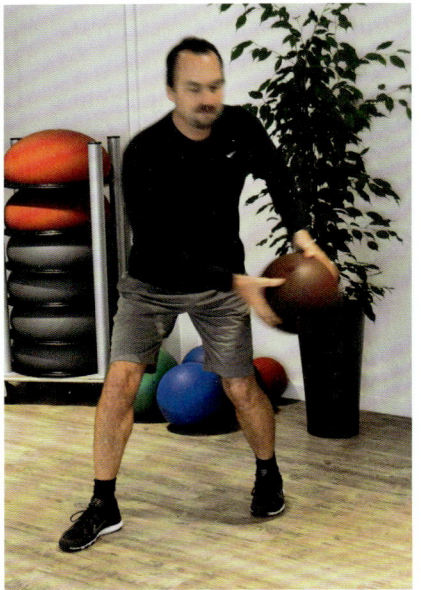

Ausgangsposition

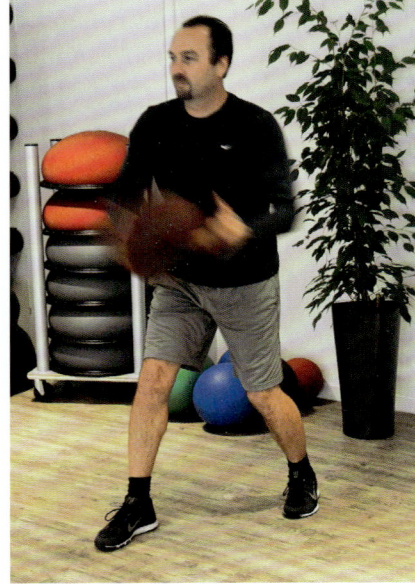

Endposition

**Anweisungen für die Übung:**

▶ Stabiler Stand in leichtem Ausfallschritt.

▶ Fixierte Lenden- und Halslordose.

▶ Ball seitlich fangen und zurückwerfen.

Video 22

# Laterale Kette mit Elevation, dynamisch mit Kurzhantel

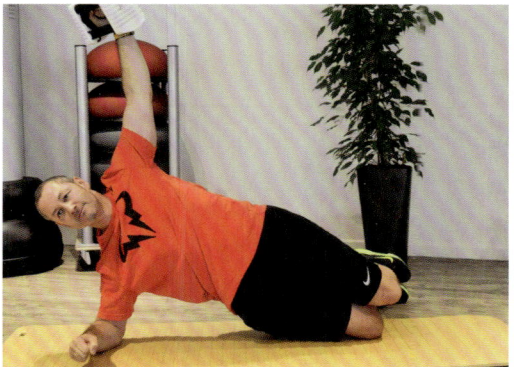

Ausgangsposition

**Anweisungen für die Übung:**

▶ Laterale Kette (Seitstütz) im kurzen Hebel.

▶ Fixierte Lenden- und Halslordose.

▶ Mit langem Arm dynamisch nach unten federn.

Die Übung ist dafür da, dass die Halswirbelsäule stabil gehalten wird, trotz dynamischer Bewegung der Arme.

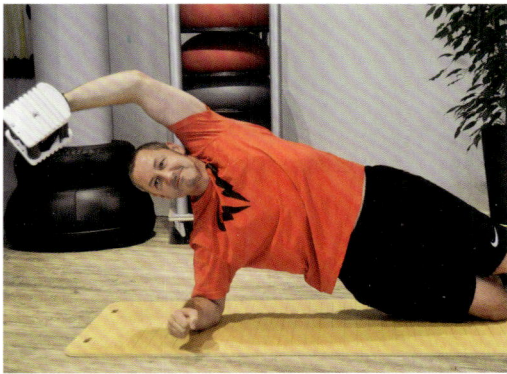

Endposition

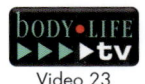

Video 23

# 3.5 Trainingsplanbeispiel Halswirbelsäule

Als erstes Beispiel stellen wir einen Krafttrainingsplan für einen 68-jährigen Anfänger mit Halswirbelsäulenproblemen vor.

Warm-up: 10 Minuten auf dem Crosstrainer oder am Handkurbelergometer. Stoffwechseltraining mit Schulterkreisen (ca. 3 Minuten). Dehnen von M. levator scapulae, M. trapezius pars descendens, M. erector spinae, M. serratus anterior, M. latissimus dorsi. Mobilisation der HWS in allen Ebenen.

- ▶ Übung 1:    Schulterheben mit Kurzhantel
- ▶ Übung 2:    Schultersenken an der Dips-Maschine
- ▶ Übung 3:    Lateralflexion mit dem Redondoball
- ▶ Übung 4:    Extension in Rückenlage mit dem Redondoball
- ▶ Übung 5:    Ventrale Kette (kurzer Hebel) mit Abduktion der Scapula
- ▶ Übung 6:    Frontheben mit Kurzhantel im Wechsel

**Cool-down: 20 Minuten auf dem Crosstrainer, Arme seitlich vor- und zurückpendeln am Körper, Schulterkreisen.**

# 4 Mobilisations- und Stoffwechseltraining für die Halswirbelsäule

Mobilisation und Entlastung spielen für die Halswirbelsäule (HWS) eine sehr große Rolle. Einerseits wird dadurch die für den hyalinen Knorpel wichtige Gelenkflüssigkeit produziert, andererseits wird das Gelenk beweglicher und die Reichweite vergrößert sich. Dies hat zur Folge, dass alltägliche Bewegungen wieder besser durchführbar sind.

Bei einer HWS-Problematik sollten alle Bewegungsrichtungen der Halswirbelsäule bedient werden. Man kann die Übungen stehend, sitzend oder liegend durchführen. Des Weiteren sollten auch die Wirbelsäule und die Gelenke der unteren Extremitäten durchbewegt werden. Sie finden Übungen für diese Bereiche in den Betreuungshandbüchern Wirbelsäule, Hüfte, Knie und Schulter in diesem Verlag (siehe www.bodylife.de).

# 4.1 Übungen zur Entlastung der Halswirbelsäule

## Nacken-Eigenmassage

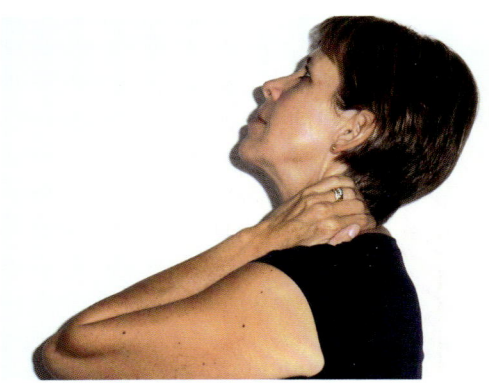

Ausgangsposition

**Anweisungen für die Übung:**

▶ Fingerspitzen rechts und links der HWS in den Rückenstrecker pressen.

▶ Kopf mit leichtem Druck gegen die Finger im Nacken beugen und strecken.

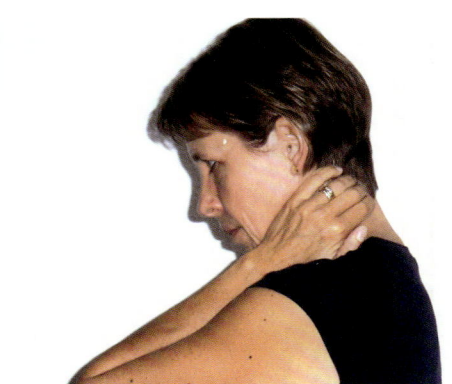

Endposition

Videos: www.bodylife.de/buecherclips

# Kopfgelenkmuskulatur entlasten

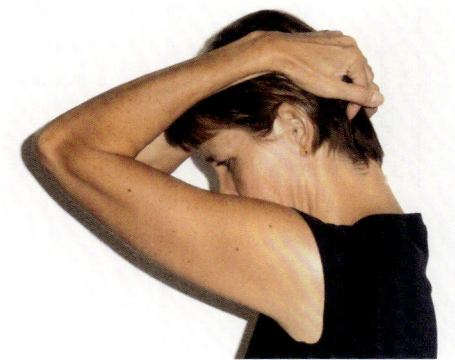

**Anweisungen für die Übung:**

▶ Fingerspitzen an die Schädelkante pressen.

▶ Kopf mit leichtem Druck gegen die Finger im Nacken beugen und strecken.

Die Übung ist auch passiv durchführbar.

Ausgangsposition

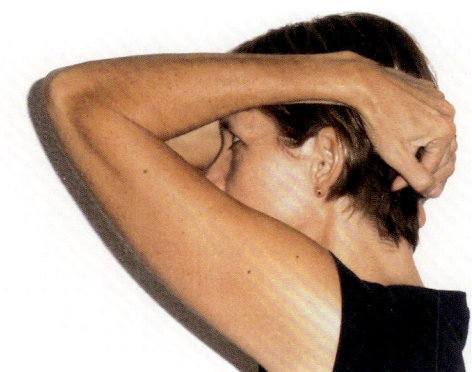

Endposition

# Faszienmassage obere Halswirbelsäule

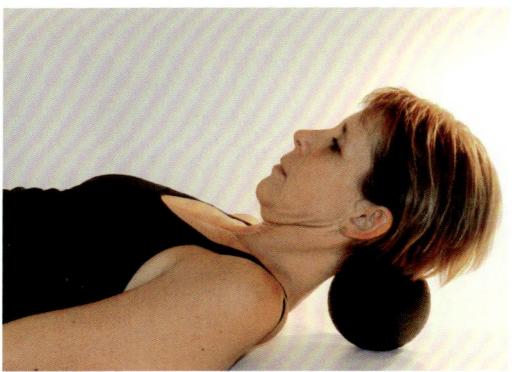

Position

**Anweisungen für die Übung:**

▶ Blackroll-Ball (o.Ä.) an der oberen HWS platzieren.

▶ Kopf mit Druck in alle Richtungen über den Ball „scannen".

Wohlfühlschmerz sollte entstehen.

## Faszienmassage untere Halswirbelsäule/Nacken

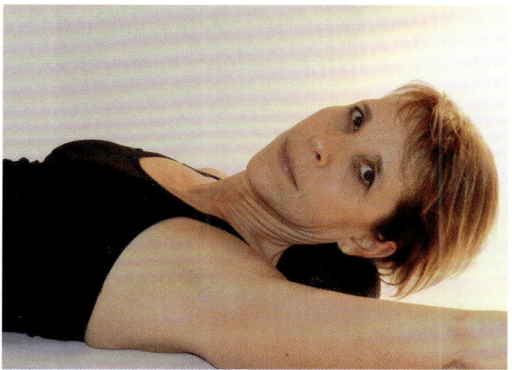

Ausgangsposition

▶ Blackroll-Ball (o.Ä.) seitlich der HWS – zwischen
Ohr und Schulter –
platzieren.

▶ Den gleichseitigen Arm
nach hinten ablegen.

▶ Im HWS-Bereich den
Ball in alle Richtungen
„scannen".

Druck nach Empfinden!

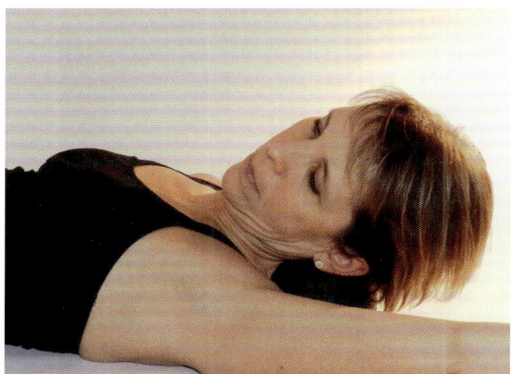

Endposition

# Extensoren: Muskelrelaxation der Halswirbelsäule

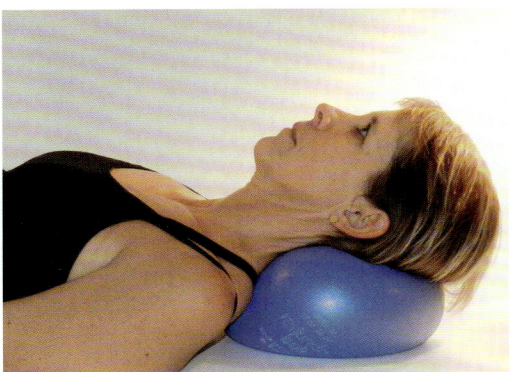

Ausgangsposition

**Anweisungen für die Übung:**

▶ Den Nacken auf einem Redondoball (eher fest aufgepumpt) platzieren.

▶ Kopf fest in den Ball drücken und nach kurzem Halten loslassen.

▶ Nach dem Ausfedern noch etwas warten.

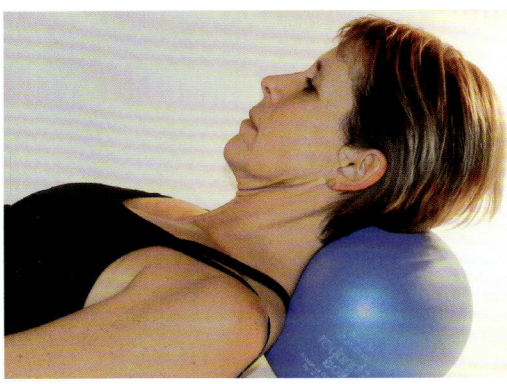

Endposition

Videos: www.bodylife.de/buecherclips

## Nackentraktion

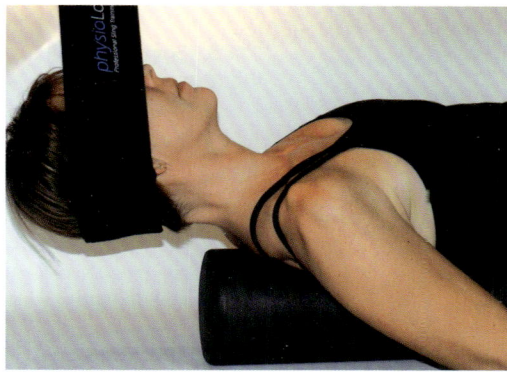

Ausgangsposition

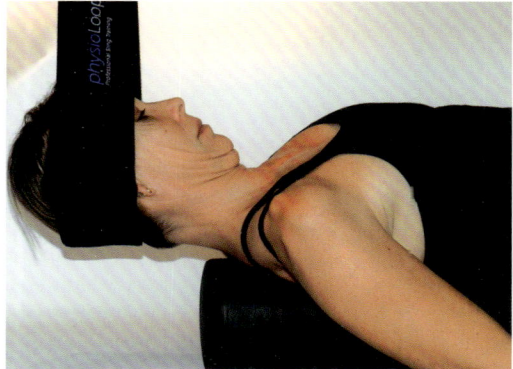

Endposition

**Anweisungen für die Übung:**

▶ Hinterkopf in der Schlinge platzieren.

▶ Oberkörper ruht auf einer Pilatesrolle (o.Ä.).

▶ Kinn abwechselnd zur Decke und zum Brustbein schieben.

Kontakt zur Schlinge halten!

# Entspannungspendel

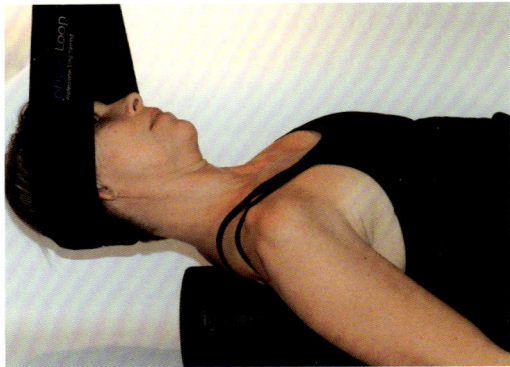

Ausgangsposition

**Anweisungen für die Übung:**

▶ Hinterkopf in der Schlinge platzieren.

▶ Oberkörper ruht auf einer Pilatesrolle (o.Ä.).

▶ Kopf leicht und entspannt nach rechts und links pendeln.

Kontakt zur Schlinge halten!

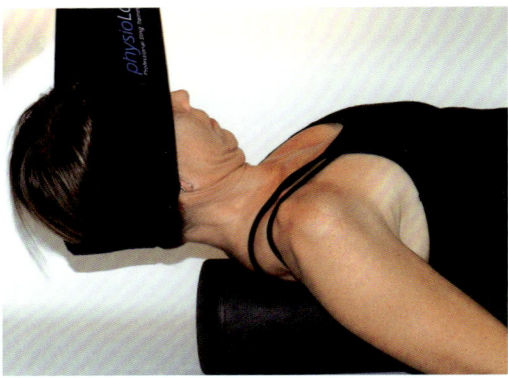

Endposition

## 4.2 Übungsvorschläge zu Stoffwechseltraining und Mobilisation

# Extension und Flexion mit Redondoball in Rückenlage

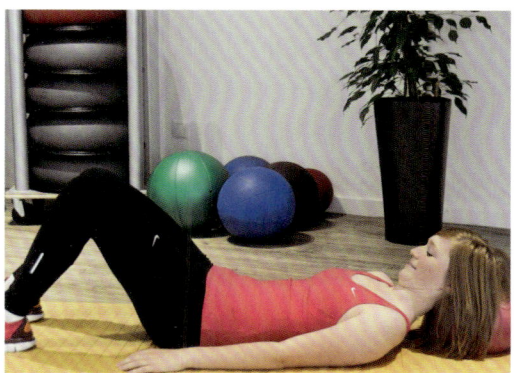

**Anweisungen für die Übung:**

▶ In Rückenlage, Beine aufgestellt.

▶ Hinterkopf auf den Redondoball legen.

▶ Kopf vor- und rückbewegen.

Ausgangsposition

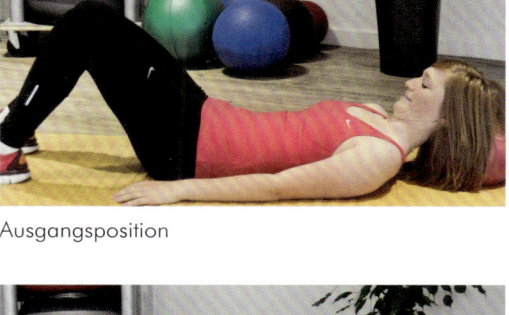

Endposition

# Extension und Flexion mit Redondoball an der Wand

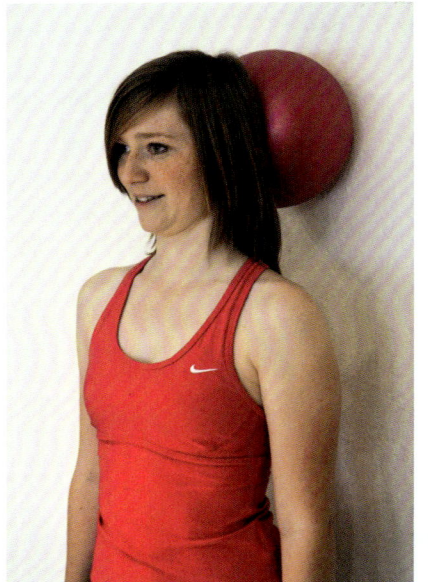
Ausgangsposition

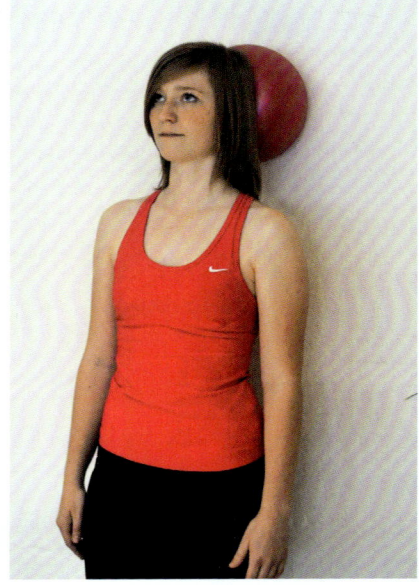
Endposition

**Anweisungen für die Übung:**

▶ Mit dem Rücken zur Wand stehen und anlehnen.

▶ Hinterkopf an den Redondoball legen.

▶ Kopf vor- und rückbewegen.

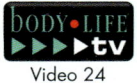
Video 24

## Schulterkreisen

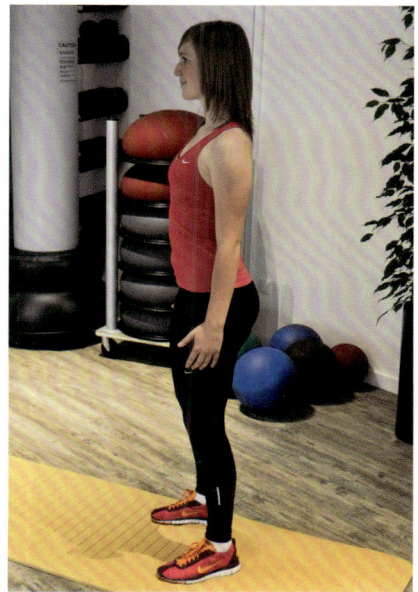

Ausgangsposition

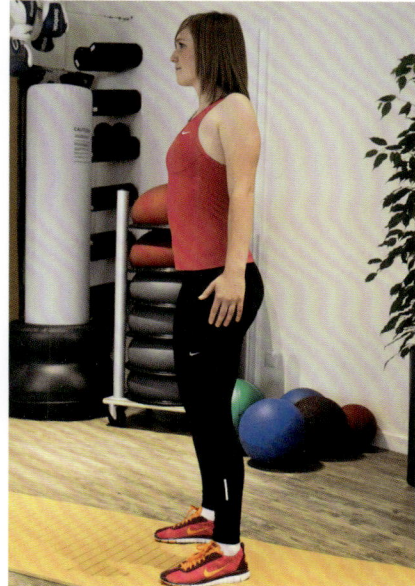

Endposition

**Anweisungen für die Übung:**

▶ Stabiler hüftbreiter Stand, Dreipunktbelastung.

▶ Schultern locker nach hinten kreisen.

Bei leichten Beschwerden und Verspannungen große Bewegungen durchführen. Bei starken Nackenverspannungen mit einer kleinen Bewegung beginnen und systematisch vergrößern.

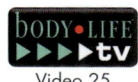

Video 25

# Schultersenken am Kabelzug

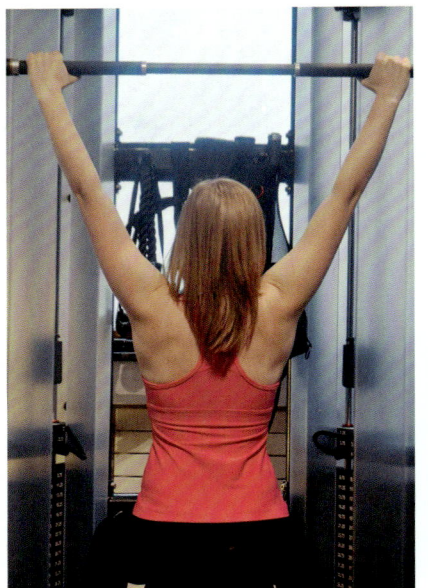

Ausgangsposition

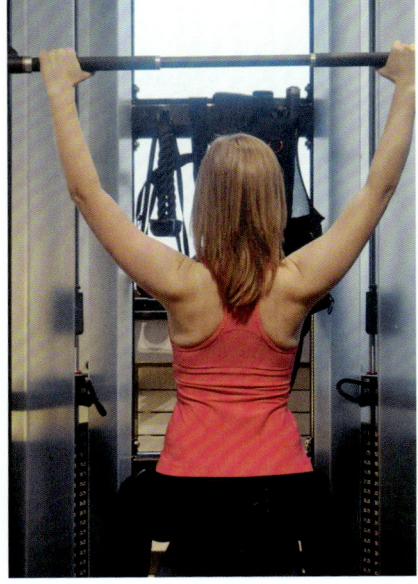

Endposition

### Anweisungen für die Übung:

▶ Übung mit ganz leichten Gewichten durchführen!

▶ Rücklings vor dem Kabelzug sitzen.

▶ Stange nach oben einhängen und etwas mehr als Schulterbreit greifen.

▶ Die gestreckten Arme nach unten drücken, sodass sich die Scapula nach unten bewegt.

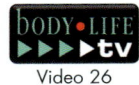

Video 26

## Adduktion und Abduktion der Scapula

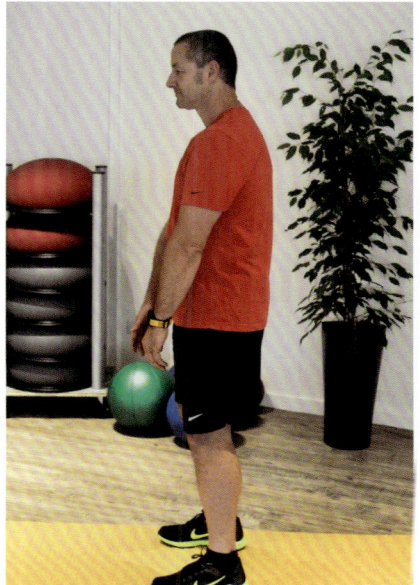

Ausgangsposition

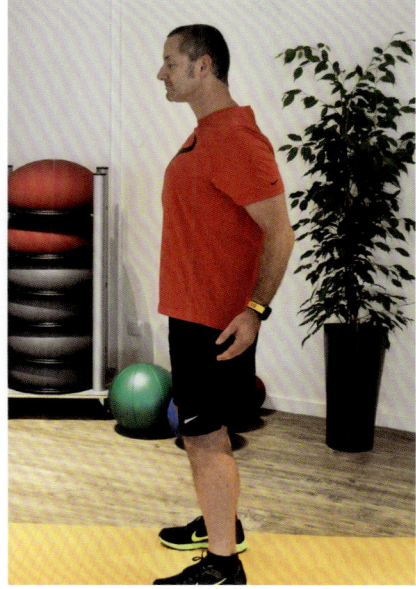

Endposition

**Anweisungen für die Übung:**

▶ Im Stand die Scapula nach vorne und hinten bewegen.

▶ Möglichst großen ROM (Range of Motion = Bewegungsradius) ausnutzen.

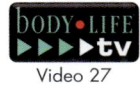

Video 27

# Frontheben mit leichter Kurzhantel

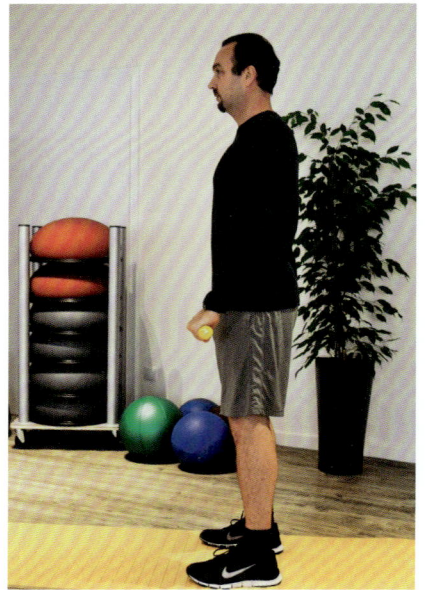

Ausgangsposition

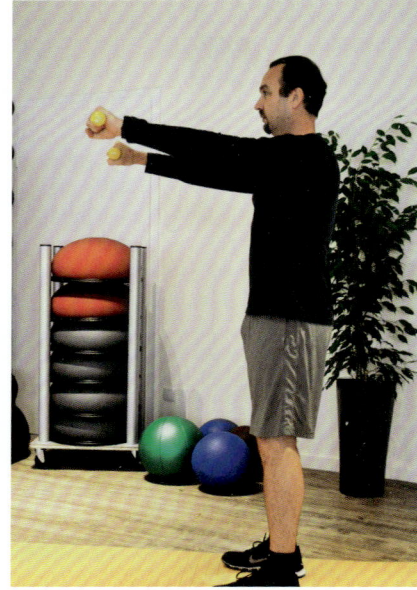

Endposition

**Anweisungen für die Übung:**

▶ Übung mit leichten Gewichten durchführen!

▶ Stabiler, hüftbreiter Stand, Dreipunktbelastung.

▶ Arme können auch im Wechsel nach vorne geführt werden.

▶ Darauf achten, dass die Scapula unten bleibt.

Die Übung kann auch im Sitzen auf einem Stuhl oder mit einem großen Gymnastikball durchgeführt werden.

Kunde soll bei der Übung lernen, die Schulterblätter unten zu lassen obwohl die Arme nach oben gehen!

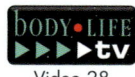

Video 28

## Aktiv-dynamische Dehnung des M. pectoralis major

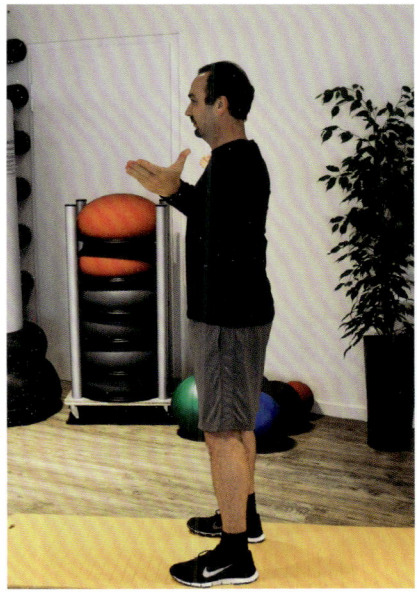
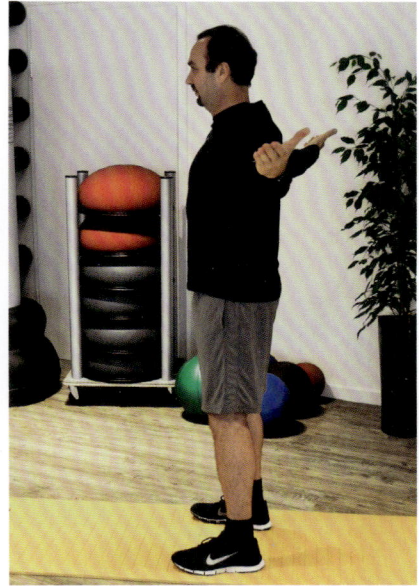

Ausgangsposition                    Endposition

### Anweisungen für die Übung:

▶ Stabiler, hüftbreiter Stand, Dreipunktbelastung.

▶ Arme in der Waagerechten außenroteren.

▶ Arme nach hinten federn/wippen.

Die Übung kann auch im Sitzen auf einem Stuhl oder mit einem großen Gymnastikball durchgeführt werden.

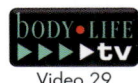

Video 29

# 5 Beweglichkeitstraining für die Halswirbelsäule

Das Fördern der Beweglichkeit ist für die Halswirbelsäule (HWS) sehr wichtig. Beweglichkeitstests sind sehr gut geeignet, um mögliche Defizite in praktisch allen Ebenen aufzuzeigen. Sämtliche gelenkumspannenden Muskeln sollten regelmäßig gedehnt werden. Dies kann im Warm-up integriert sein oder auch als Hausaufgabe durchgeführt werden.

Ziele eines Dehnprogramms im Halswirbelsäulenbereich sind:

- Verbesserung der Gelenkreichweite,
- Erleichterung des Alltags,
- Verbesserung der Körperwahrnehmung,
- Verbesserung des Körpergefühls,
- positive Auswirkung auf die Psyche (Bewegung kann sehr angenehm sein und ist nicht immer mit Anstrengung und Schmerzen verbunden),
- Entspannung (beim passiv statischen Dehnen).

# 5.1 Übungsauswahl zur Beweglichkeitssteigerung

## Dehnung des M. levator scapulae

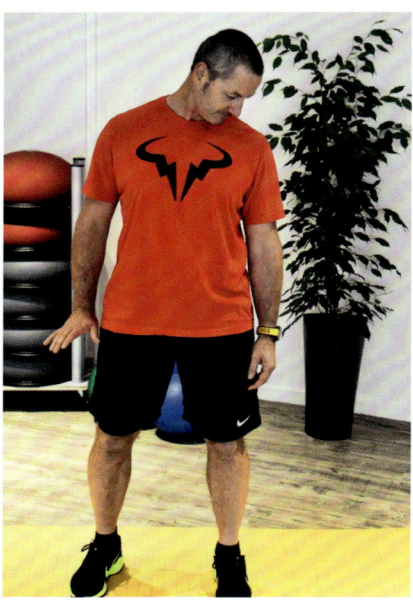

Endposition

**Anweisungen für die Übung:**

▶ Kopf zur Seite legen und nach vorne unten drehen.

▶ Nicht mit der Hand ziehen.

▶ Es sollte ein angenehmes Ziehen zu spüren sein.

# Dehnung des M. trapezius pars descendens

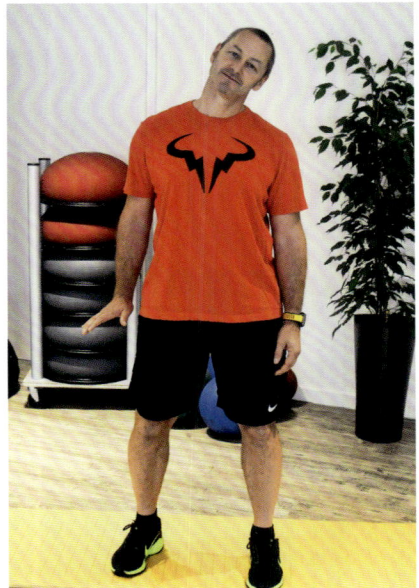

Endposition

**Anweisungen für die Übung:**

▶ Den Kopf zur Seite legen.

▶ Es sollte ein angenehmes Ziehen zu spüren sein.

# Dehnung für den M. erector spinae

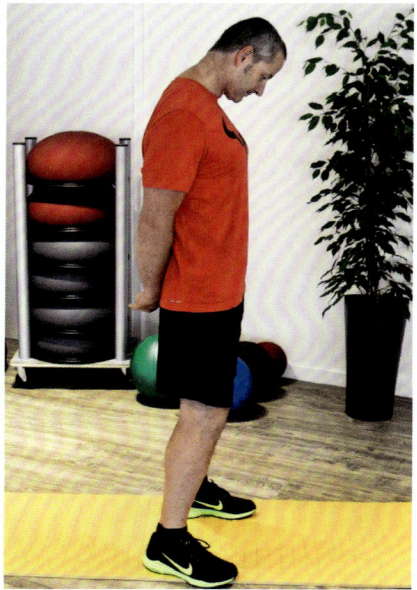

Endposition

**Anweisungen für die Übung:**

▶ Kopf nach vorne legen.

▶ Es sollte ein angenehmes Ziehen zu spüren sein.

# Dehnung des M. serratus anterior

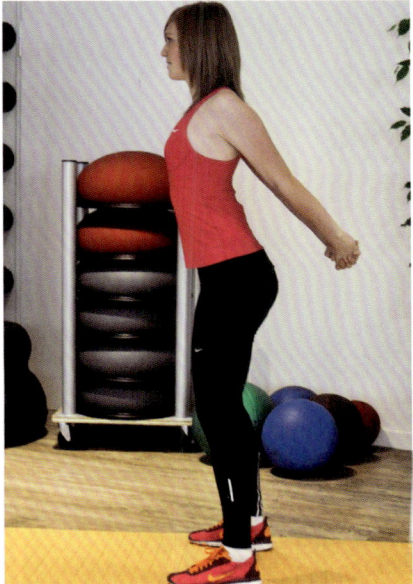

Endposition

**Anweisungen für die Übung:**

▶ Stabiler hüftbreiter Stand, Dreipunktbelastung.

▶ Physiologische fixierte Lordose.

▶ Schulter nach unten ziehen, Arme hinter dem Körper fassen und gestreckt nach hinten federn.

# Dehnung des M. latissimus dorsi

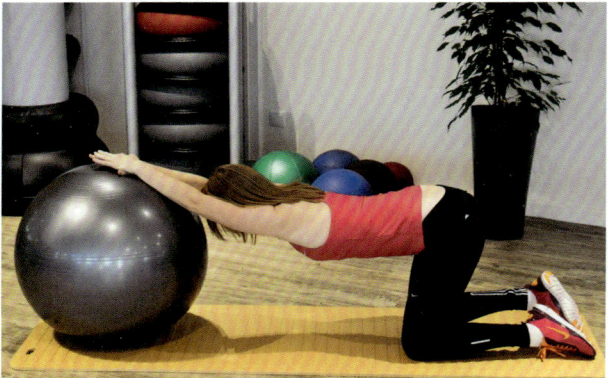

Endposition

**Anweisungen für die Übung:**

▶ Hände übereinander auf einen Stuhl oder großen Gymnastikball legen, Arme gestreckt.

▶ Mit dem Oberkörper nach unten wippen.

# 6 Das Sprunggelenk

## Aufbau – Verletzungen – Therapie – Training

### 6.1 Aufbau des Sprunggelenks

Das Sprunggelenk besteht aus zwei Teilen, dem unteren und dem oberen Sprunggelenk. Das untere Sprunggelenk (Articulatio talotarsalis) wiederum setzt sich aus zwei Gelenken zusammen: dem hinteren unteren Sprunggelenk (Articulatio subtalaris) – gebildet aus Fersenbein (Calcaneus) und Sprungbein (Talus) – und dem vorderen unteren Sprunggelenk (Articulatio talocalcaneonavicularis) – gebildet aus Kahnbein (Os naviculare), Fersenbein und Sprungbein. Beide Gelenke zusammen ermöglichen eine **Su-**pinationsbewegung (Hebung des inneren Fußrands) und **Pronationsbewegung** (Hebung des äußeren Fußrands). Diese Bewegungen werden um die Längsachse des Fußes durchgeführt und laufen mehr im Mittel- und Vorfußbereich ab. Im Rückfußbereich findet zusammen mit der Supination eine Inversion statt (Kombination aus Adduktion, Innenrotation und Plantarflexion). Gemeinsam mit der Pronation führt der Rückfuß eine Eversion (Kombi-

1. Schienbein (Tibia)
2. Sprungbein (Talus)
3. Fersenbein (Calcaneus)
4. Kahnbein (Os naviculare)

a. Articulatio talocruralis
b. Articulatio subtalaris
c. Articulatio talocalcaneonavicularis

Grafik 13: Knöchernes Fußschema

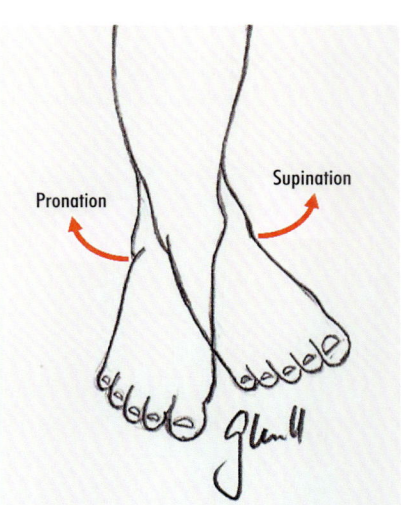

Grafik 14: Bewegung unteres Sprunggelenk

nation aus Abduktion, Außenrotation und Dorsalextension) aus.

Das obere Sprunggelenk (Articulatio talocruralis) ist ein Scharniergelenk, das aus der von Schienbein und Wadenbein gebildeten Malleolengabel und dem Sprungbein besteht. Um eine quer verlaufende Achse sind im oberen Sprunggelenk eine **Dorsalextension** (Heben des Fußes) und eine **Plantarflexion** (Absenken des Fußes) möglich. Das Wadenbein wird im unteren Anteil zum Außenknöchel und das Schienbein zum Innenknöchel. Eine Dorsalextension ist aktiv bis zu 20° und passiv bis zu 40° möglich, eine Plantarflexion ist aktiv bis zu 40° und passiv bis zu 60° möglich.

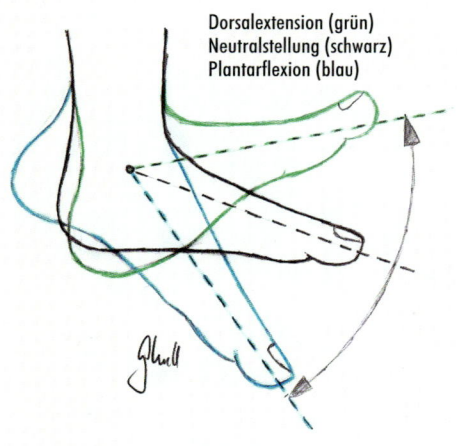

Dorsalextension (grün)
Neutralstellung (schwarz)
Plantarflexion (blau)

Grafik 15: Bewegung oberes Sprunggelenk

## 6.2 Bänder des Sprunggelenks

Die einzelnen Knochen des Fußgelenks werden hauptsächlich durch Bandstrukturen (Ligamente), bestehend aus Bindegewebe, miteinander verbunden. Diese Bandstrukturen fixieren Knochen in ihrer Position und geben den Gelenken Führung, aber begrenzen gleichzeitig auch ihre Bewegungsfähigkeit. Im oberen Teil des Sprunggelenkes, der Malleolengabel, werden Wadenbein und Schienbein durch ein Syndesmoseband miteinander verbunden und bilden ein unechtes Gelenk. Diese Bandstruktur besteht aus vier zum Teil miteinander verbundenen Bändern:
▶ Ligamentum tibiofibulare anterius,
▶ Ligamentum tibiofibulare transversum,
▶ Ligamentum tibiofibulare interosseum,
▶ Ligamentum tibiofibulare posterior.
Diese Reihenfolge entspricht gleichzeitig auch der Abstufung der Stabilität der Bandstrukturen zwischen Wadenbein und Schienbein.

Auf der medialen Seite (Innenseite) des Sprunggelenks verläuft das wichtigste Band zur Stabilisierung: das dreieckförmige Innenband (Ligamentum deltoideum). Es zieht vom Innenknöchel aus zu den drei Fußwurzelknochen Sprungbein, Fersenbein und Kahnbein.

Es besteht aus vier Teilen (s. Grafik 16):

- (a) vorderer Teil: Pars tibionavicularis (vom Innenknöchel zum Kahnbein),
- (b) vorderer tiefliegender Teil: Pars tibiotalaris anterior (vom Innenknöchel zum Sprungbein-vorderer Teil),
- (c) mittlerer Teil: Pars tibiocalcanea (vom Innenknöchel zum Fersenbein),
- (d) hinterer Teil: Pars tibiotalaris posterior (vom Innenknöchel zum Sprungbein-hinterer Teil).

Auf der lateralen Seite (Außenseite) des oberen Sprunggelenks besteht der Bandapparat aus drei großen Strukturen (s. Grafik 17):

- (a) hinterer Teil: Ligamentum talofibulare posterius (Außenknöchel – Sprungbein hinterer Teil),
- (b) mittlerer Teil: Ligamentum calcaneofibulare (Außenknöchel – Fersenbein),
- (c) vorderer Teil: Ligamentum talofibulare anterius (Außenknöchel – Sprungbein vorderer Teil).

Im normalen Sprachgebrauch werden diese drei Bänder auch als Außenband (Ligamentum collaterale laterale) zusammengefasst.

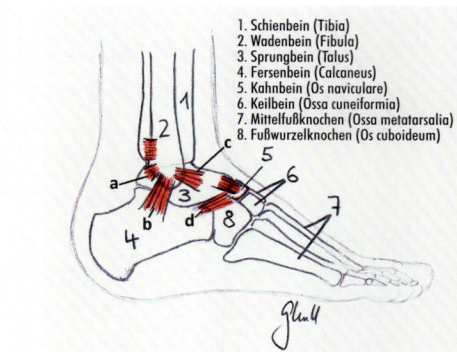

1. Schienbein (Tibia)
2. Wadenbein (Fibula)
3. Sprungbein (Talus)
4. Fersenbein (Calcaneus)
5. Kahnbein (Os naviculare)
6. Keilbein (Ossa cuneiformia)
7. Mittelfußknochen (Ossa metatarsalia)
8. Fußwurzelknochen (Os cuboideum)

Grafik 17: Außenbänder

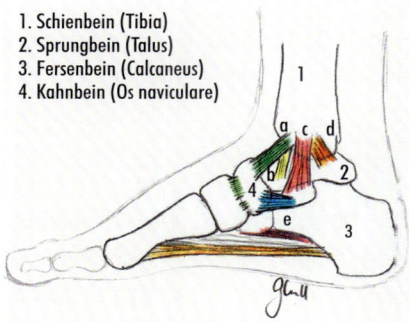

1. Schienbein (Tibia)
2. Sprungbein (Talus)
3. Fersenbein (Calcaneus)
4. Kahnbein (Os naviculare)

Grafik 16: Innenbänder

Auch der Bandapparat des unteren Sprunggelenks stabilisiert die knöcherne Struktur. Zwei dieser Bänder haben dabei eine Sonderfunktion als Anteile des unteren Gelenks. Das Pfannenband (Ligamentum calcaneonaviculare plantare) (Grafik 16 e) auf der Unterseite des Fußes verbindet das Kahnbein mit dem Fersenbein. Es hat eine wesentliche Stabilitätsfunktion für das Längsgewölbe: Wenn es nachgibt, flacht der mediale Gewölbeanteil ab und es kommt zu einer Plattfußausbildung.

Das aus zwei Teilen bestehende Gabelband (Ligamentum bifurcatum) (Grafik 17d) übernimmt eine weitere wichtige Funktion bei der Stabilisierung im unteren Sprunggelenk. Es bildet die einzige direkte bandhafte Verbindung zwischen Kahnbein und Fersenbein (Ligamentum calcaneonaviculare). Der zweite Teil (Ligamentum calcaneocuboideum) gehört nicht direkt zum unteren Sprunggelenk und verbindet das Würfelbein (Os cuboideum) mit dem Fersenbein.

Das wichtigste Verbindungsband zwischen dem Sprungbein und dem Fersenbein ist das Ligamentum talocalcaneum interosseum. Es liegt an der Verbindung der beiden Gelenkkapseln des vorderen und des hinteren unteren Sprunggelenks an und hemmt in seiner Bandfunktion sowohl die Supination als auch die Pronation.

Zusätzlich wirken einige Bänder des oberen Sprunggelenkes auch auf die unteren Gelenkteile, z.B. das Ligamentum calcaneofibulare als Teil des Außenbandes oder auf das Ligamentum deltoideum pars tibiocalcanea bzw. pars tibionavicularis als Teile des Innenbandes.

## 6.3 Muskulatur des Sprunggelenks

Im Fuß gibt es eine Vielzahl von kleinen Muskeln. Trotzdem werden die meisten Fußbewegungen von der Unterschenkelmuskulatur gesteuert. Es gibt drei verschiedene Muskelgruppen, sogenannte Muskellogen, die durch starke Faszien voneinander getrennt diverse Bewegungen im Sprunggelenk ermöglichen: die Flexorenloge im hinteren (dorsalen) Bereich, die Extensorenloge im vorderen (ventralen) Bereich und seitlich (lateral) die Peroneusloge an der Fibula.

### Dorsale Unterschenkelmuskulatur

Die Flexorenloge ist in eine oberflächliche und eine tief liegende Schicht unterteilt. In der oberflächlichen Schicht befindet sich der M. triceps surae, bestehend aus M.

gastrocnemius und M. soleus, der am Fersenbein mit der Achillessehne (Tendo calcaneus) ansetzt.

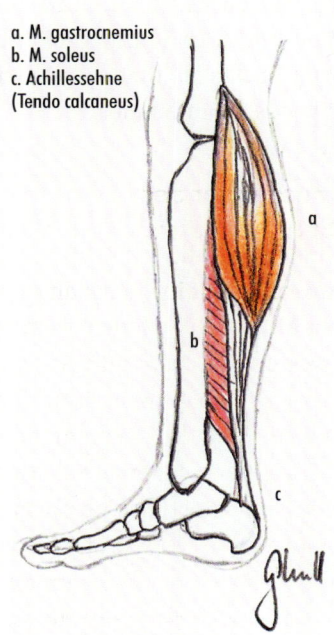

a. M. gastrocnemius
b. M. soleus
c. Achillessehne
(Tendo calcaneus)

Grafik 18: Oberflächliche Flexorenlage

Die tief liegende Gruppe besteht aus M. tibialis posterior, M. flexor digitorum longus und M. flexor hallucis longus. Während der Muskel- und Sehnenverlauf in der oberflächlichen Gruppe parallel ist, überkreuzen sich die Sehnen der tief liegenden Schicht auf Höhe des unteren Sprunggelenks. Diese Überkreuzungen entstanden durch die Entwick-

lung des aufrechten Ganges, der ein statisch stabiles Fußgewölbe benötigt. Den wichtigsten Anteil an der Stabilisierung des Fußgewölbes hat der M. tibialis posterior, der mit seiner Sehne unter dem Sprungbein-

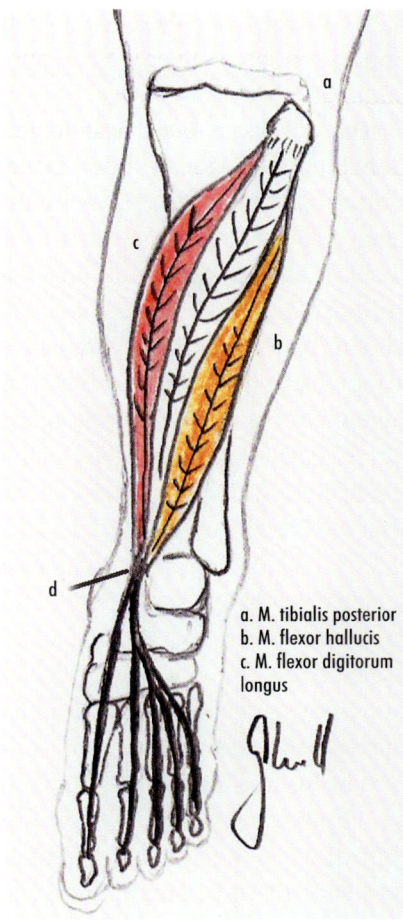

a. M. tibialis posterior
b. M. flexor hallucis
c. M. flexor digitorum longus

Grafik 19: Tief liegende Flexorenlage
(Ansicht von hinten)

kopf hindurch zum Kahnbein und zum Würfelbein hin verläuft und damit die Position des Sprungbeins stabilisiert. Hauptaufgaben der Flexorenloge sind die Plantarflexion im oberen Sprunggelenk und die Supination.

## Ventrale Unterschenkelmuskulatur

Im Gegensatz zu den übereinander angeordneten Muskeln der Flexorenloge verlaufen die Teile der Extensorenloge nahezu nebeneinander. Der M. tibialis anterior liegt dabei direkt neben der Tibia, nach lateral folgen der M. extensor hallucis longus und dann der M. extensor digitorum longus. Hauptaufgabe der Extensorenloge sind die Dorsalextension, das Heben des Fußes und die Pronation.

## Pronatoren/Peroneusloge

M. peroneus longus und M. peroneus brevis verursachen im unteren Sprunggelenk die Pronation, das Heben des lateralen Fußrandes. Der M. fibularis longus verläuft lateral hinter dem Malleolus (Knöchel) unter dem Fuß entlang zum medialen Fußrand und stabilisiert damit das Fußquergewölbe. Hauptaufgaben

der Peroneusloge sind die Pronation und die Unterstützung bei der Plantarflexion, dem Senken des Fußes.

Da Fuß und Unterschenkel im rechten Winkel zueinander stehen, würden die Sehnen der Extensoren und der Peroneusloge durch Zug vom Knochen abheben. Um sie in ihrem Verlauf zu fixieren, werden sie durch quer verlaufende Haltebänder, sogenannte Retinacula, in ihrer Position gehalten. Die Extensoren werden auf Höhe des Sprunggelenks durch ein Y-förmiges Band

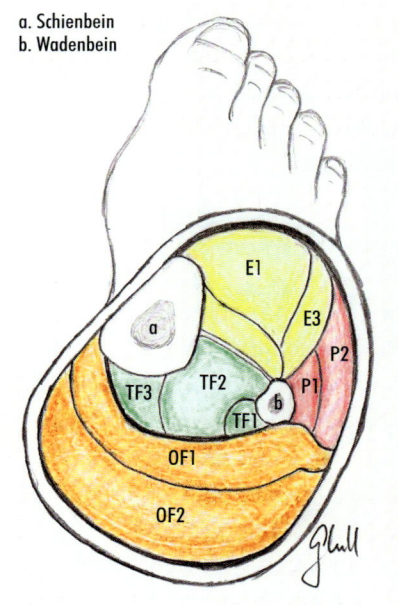

Grafik 20: Muskellogen Unterschenkel

| Extensorenloge |
| --- |
| E1. M. tibialis anterior |
| E2. M. extensor hallucis longus |
| E3. M. extensor digitorum longus |
| Peroneusloge |
| P1. M. peroneus brevis |
| P2. M. peroneus longus |
| Tiefe Flexorenloge |
| TF1. M. flexor hallucis longus |
| TF2. M. tibialis post. |
| TF3. M. flexor digitorum longus |
| Oberflächliche Flexorenloge |
| OF1. M. soleus |
| OF2. M. gastrocnemius |

Tabelle 1: Muskellogen des Unterschenkels (Grafik 20)

fixiert. Das gleiche Prinzip gilt für die Peroneussehnen. Die Sehnen werden unter den haltenden Bandstrukturen durch Sehnenscheiden geschützt.

## 6.4 Leistungen und Risiken des Sprunggelenks

Die Entwicklung des aufrechten Ganges hat zu einer besonders kräftigen Ausbildung der Flexoren geführt. Als Beuger im oberen Sprunggelenk spielt der M. triceps surae eine entscheidende Rolle beim Laufen, Springen und Klettern. Mit dem Ansatz am Tuber calcanei wirkt eine Zugkraft an einem Hebel, die bei einer längeren Ausbildung des Fersenbeins eine größere Hebelwirkung erreicht. Je länger die Ferse ist, umso größer ist die Kraftübertragung bei Bewegungen. Die Flexoren sind über diesen Hebel in der Lage, das ganze von oben wirkende Körpergewicht exzentrisch abzufangen und ein direktes Aufschlagen der Ferse zu verhindern, z.B. bei der Landung nach einem Sprung. Im Vergleich dazu sind die Extensoren vergleichsweise schwach entwickelt, sie heben über die gleiche Drehachse nur das Gewicht des Fußes.

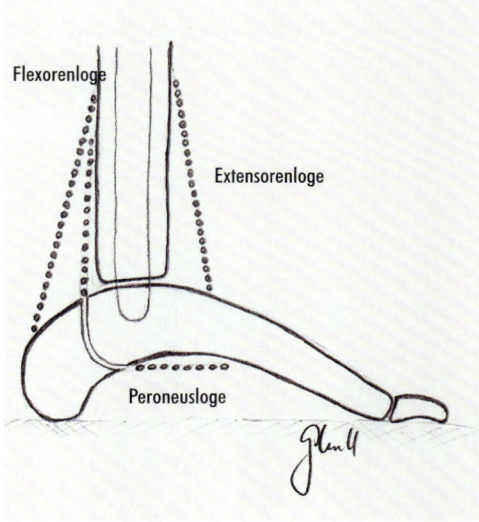

Grafik 21: Spannungsverlauf der Fußgelenksmuskulatur

Im Gegensatz zum Unterarm hat der Unterschenkel keine Drehmöglichkeit, da dadurch die Stabilität des aufrechten Ganges gefährdet würde. Die notwendigen Bewegungsmöglichkeiten sind als Pronation und Supination direkt in den Fuß verlegt und erreichen eine große Anpassungsfähigkeit an unebene Untergründe beim Gehen oder Laufen. Durch eine wenig trainierte Muskulatur steigt allerdings das Risiko einer Fußgelenkverletzung z.B. durch Umknicken.

## 6.5 Sprunggelenkbelastungen

Die Belastung von Achillessehne und Fußgelenk beim Springen, Laufen und Gehen lässt sich u.a. über die Hebel- und andere physikalische Gesetze berechnen: Beim Gehen liegt die Belastung im oberen Sprunggelenk beim 2,2- bis 4,8-Fachen des Körpergewichts. Besondere Belastungen und Verletzungsgefahren für die Fußgelenke entstehen bei vielen Rückschlag- und Start/Stopp-Sportarten, die ständige Richtungswechsel erfordern, oder bei Kampfsportarten mit direktem Kontakt zum Gegner. Aber auch die Schuhmode, die durch hohe Absätze die Reaktionsmöglichkeiten der Fuß- und Unterschenkelmuskulatur stark einschränkt, sowie Übergewicht sind große Überlastungsgefahren für die Sprunggelenke.

# 7 Sprunggelenk: Außenbandruptur

## 7.1 Definition

Bei der Außenbandruptur des Sprunggelenks ist am häufigsten das Ligamentum talofibulare anterius (93 %) betroffen, gefolgt vom Lig. calcaneofibulare (60 %), und in seltenen Fällen das Lig. talofibulare posterius.

Zusätzlich kann es zu Verletzungen von Bindegewebsbestandteilen (z.B. Kapsel-Band-Apparat, Syndesmoseband) und der Knochen (z.B. Fibula, Talus etc.) kommen, welche meist durch Umknicktraumen verursacht werden.

## 7.2 Ursachen für eine Außenbandruptur

Die Außenbandruptur entsteht durch eine übermäßige Inversionsbewegung (der Fuß knickt nach außen), die mit einer Plantarflexion oder seltener einer Dorsalextensionsbewegung einhergeht.

**Personen mit folgenden Risikofaktoren neigen häufiger zu Außenbandrupturen:**

▶ wiederholtes Umknicktrauma,
▶ verminderte Muskelkraft, Muskelreaktionszeit und muskuläre Dysbalancen,
▶ verminderte posturale Kontrolle und Einbeinstandfähigkeiten,
▶ schlechte Beinachse,
▶ verlangsamte Nervenleitgeschwindigkeit,
▶ hohes Körpergewicht,
▶ Teilnahme an Sportarten mit schnellen Richtungswechseln.

## 7.3 Wann ist eine Operation sinnvoll?

Hier erhalten Sie Hinweise, die für oder gegen eine Operation sprechen. Diese Punkte ersetzen keinesfalls die Diagnose eines Arztes, sondern dienen nur zur Orientierung.

Nicht operative Maßnahmen sollten einer Operation vorgezogen werden. Sie bieten klare Vorteile gegenüber einer Operation wie z.B. kürzere Rehabilitationszeiten, geringere Komplikationen und niedrigere Kosten.

## Nicht operative Behandlung

Konservative therapeutische Maßnahmen haben folgende Ziele:

- In der **Entzündungsphase** (ca. 2 Wochen lang) steht die medikamentöse Behandlung im Vordergrund. Außerdem werden Maßnahmen aus der physikalischen Therapie angewandt (Wärme, Kälte, Elektrotherapie etc.) bis hin zur Ruhigstellung des Gelenks. Ausdauertraining, ohne das verletzte Gelenk dabei zu belasten, ist erlaubt (z.B. mit einem Oberkörperergometer).

- In der **Proliferationsphase** (ca. 3.–6. Woche) stehen Bewegungserweiterung und Bindegewebsstrukturierung im Vordergrund. Die Physiotherapie versucht außerdem schmerzfreie Gelenkmobilisationen sowie sensomotorische Koordinationsübungen. Zur Unterstützung der Stabilität werden sowohl normale als auch Kinesiotapes verwendet. Krafttraining produziert in dieser Phase noch zu hohe Kompressionskräfte. Schlussendlich wird noch schmerzfreies Ausdauertraining mit dem erarbeiteten Bewegungsausmaß durchgeführt (z.B. Fahrrad, Wassertraining, Walking).

- In der letzten **Rehabilitationsphase** (Remodellierungsphase, ca. ab der 7. Woche) sollte bei komplikationslosem Verlauf die Wiederherstellung der Sportfähigkeit erreicht werden. Das bedeutet, es gilt das komplette individuelle Bewegungsausmaß wiederzuerlangen. Alle Krafttrainingsmethoden sollten mit Full-Range-of-Motion-Training (komplettes Bewegungsamplitudentraining) durchgeführt werden. Ebenfalls dürfen schmerzfreie, reaktive Trainingsmethoden angewandt werden.

## Operative Behandlung

Der Hauptgrund für eine Operation ist das Scheitern der konservativen Therapie. Eine Operation sollte nur dann durchgeführt werden, wenn die Schmerzen durch die konservativen Maßnahmen nicht mehr zu reduzieren sind und eine erhebliche Einschränkung im Alltag darstellen, also wenn der Alltag nicht mehr ohne massiven Qualitätsverlust bewältigt werden kann. Dabei spielen Faktoren wie das Alter, sportliche Ambitionen, die vorhandenen knöchernen Strukturen usw. eine wesentliche Rolle.

Bei der operativen Behandlung unterscheidet man zwischen anatomischen und nicht anatomischen Verfahren. Bei den anatomischen Verfahren werden die gerissenen Strukturen wieder zusammengenäht.

Bei den nicht anatomischen Verfahren werden die gerissenen Strukturen durch die Sehnen anderer Muskeln (z.B. M. peroneus brevis oder longus, M. plantaris, M. tensorfasciae latae, M. gastrocnemius) ersetzt. Nicht anatomische Verfahren sollten nur genutzt werden, wenn anatomische Verfahren nicht mehr sinnvoll sind.

# 8 Sprunggelenk: Achillessehnenruptur

## 8.1 Definition

Bei der Achillessehnenruptur kommt es zu einem kompletten oder auch nur partiellen Riss der Achillessehne. Bei der Ruptur entstehen meist starke Schmerzen und ein deutlicher Funktionsverlust.

## 8.2 Ursachen für eine Achillessehnenruptur

Nach der sogenannten Degenerationshypothese kann die Sehne nur dann reißen, wenn vorher Mikroverletzungen vorlagen. Eine andere Hypothese besagt, dass die Sehne auch ohne Vorschädigung reißen kann. Ursache soll die fehlende Hemmung des Muskel-Sehnen-Übergangs sein. Die Achillessehnenruptur zählt zu den häufigsten Sehnenrupturen in Deutschland. Die steigende Anzahl der Verletzungen wird auf das gewachsene Ausmaß an Freizeitsportaktivitäten zurückgeführt.

Folgende Risikofaktoren für Achillessehnenrupturen werden diskutiert:

▶ alte Achillessehnenruptur auf der anderen Seite,
▶ sportliche Aktivität,
▶ hohes Körpergewicht,
▶ Sportarten mit schnellen Richtungswechseln,
▶ Männer sind häufiger betroffen als Frauen,
▶ Hauptverletzungsalter: zwischen 30 und 40 Jahren,
▶ Einnahme von anabolen Steroiden, Antibiotika und Kortikosteroiden (Kortison).

## 8.3 Wann ist eine Operation sinnvoll?

Hier erhalten sie wichtige Hinweise, die für oder gegen eine Operation sprechen. Diese Punkte ersetzen nicht die Diagnose eines Arztes, sondern dienen nur zur Orientierung. Die Frage, ob eine Operation erforderlich oder eine konservative

Behandlung ausreichend ist, kann meist nicht eindeutig beantwortet werden. Für eine konservative Behandlung sprechen die geringeren Kosten und das Vermeiden von Operationsrisiken wie Funktionsminderungen, Wundheilungsstörungen, Infektionen, Nervenschädigungen etc. Für die Operation dagegen sprechen eine geringere Rerupturrate, eine höhere Patientenzufriedenheit und eine bessere Funktion. Ob Operation oder nicht, ist im Einzelfall zu entscheiden.

## Nicht operative Behandlung

Bei einer Achillessehnenruptur kommen zwei konservative Behandlungsstrategien in Frage:

▶ Spezialschuh, Gips oder Schiene für circa 4–9 Wochen (weder Bewegung noch Belastung ist erlaubt),

▶ frühfunktionelle Mobilisation mit sofort erlaubter Bewegung und schmerzadaptierter Teil- oder Vollbelastung.

Bei konservativen therapeutischen Maßnahmen geht man meist folgendermaßen vor: In der Entzündungsphase (ca. 2 Wochen) steht die medikamentöse Behandlung im Vordergrund. Außerdem werden Maßnahmen aus der physikalischen Therapie angewandt (Wärme, Kälte, Elektrotherapie etc.). Ausdauertraining ohne Belastung des verletzten Gelenks ist erlaubt (z.B. mit einem Oberkörperergometer).

In der zweiten Heilungsphase (Proliferationsphase, ca. 3.–6. Woche) stehen Bewegungserweiterung und Bindegewebsstrukturierung im Vordergrund. Die Physiotherapie versucht außerdem schmerzfreie Gelenkmobilisationen. Zur Unterstützung der Stabilisierung werden sowohl normale als auch Kinesiotapes verwendet. Des Weiteren werden sensomotorische Koordinationsübungen durchgeführt. Krafttraining produziert in dieser Phase noch zu hohe Kompressionskräfte. Schlussendlich wird noch schmerzfreies Ausdauertraining mit dem erarbeiteten Bewegungsausmaß durchgeführt (z.B. Fahrrad, Wassertraining, Walking).

In der letzten Wundheilungsphase (Remodellierungsphase, circa ab der 7. Woche) sollte bei komplikationslosem Verlauf die Wiederherstellung der Sportfähigkeit erreicht werden. Dazu wird das komplette individuelle Bewegungsausmaß benötigt. Alle Krafttrainingsmethoden mit Full-Range-of-

Motion-Training (komplettes Bewegungsamplitudentraining) sind anzustreben. Schnell- und Reaktivkrafttraining sollten erst eingesetzt werden, wenn keine Einschränkungen mehr existieren. Die Voraussetzung dafür, Sprünge durchzuführen, ist zum Beispiel, dass beim Wadenheben die kranke Seite 80% der Wiederholungsanzahl der gesunden Seite durchführen kann. Dies ist wichtig, da auch bei alltäglichen Bewegungen hohe Geschwindigkeiten vorkommen.

## Operative Behandlung

▶ **Offene Rekonstruktion:** Der Operateur setzt einen etwa 10 cm langen Hautschnitt medial der Achillessehne.
▶ **Perkutane Rekonstruktion:** Mit kleinen Hautschnitten werden Nähte unter der Haut gesetzt.
▶ **Mini-open-OP:** kombiniertes Verfahren aus den beiden oben genannten.

# 9 Krafttraining für das Sprunggelenk

Das Krafttraining sollte immer im schmerzfreien Bereich durchgeführt werden. Es sollte über den maximal möglichen ROM (komplette Bewegungsamplitude) gearbeitet werden, wenn dies beschwerdefrei möglich ist. Es ist wichtig, nicht nur die Fußmuskulatur zu trainieren, sondern auch die gesamte Beinmuskulatur mit einzubeziehen. Sie hat Auswirkungen auf die Beinachse und beeinflusst dadurch die Belastung der Füße und aller passiven und aktiven Strukturen.

Am häufigsten kommt wegen der geringen Gelenkbelastung das Kraftausdauertraining zur Anwendung: Folgende Rahmenbedingungen sind bei einem Kraftausdauertraining zu beachten:

▶ 20–30 (bis zu 40) Wiederholungen,
▶ 2–5 Sätze,
▶ 1–1½ Minuten Pause,
▶ 2–1–4 Sekunden pro Wiederholung (2 Sekunden konzentrisch, 1 Sekunde isometrisch, 4 Sekunden exzentrisch).

Je nach Belastbarkeit des Kunden kann in ein sanftes Hypertrophietraining gewechselt werden. Hierbei sind folgende Rahmenbedingungen zu beachten:

▶ 12–20 Wiederholungen,
▶ 2–5 Sätze,
▶ 2 Minuten Pause,
▶ 2–1–4 Sekunden pro Wiederholung (s.o.).

Im weiteren Verlauf wird das fortgeschrittene Hypertrophietraining angewendet. Hierbei sind folgende Rahmenbedingungen zu beachten:

▶ 6–12 Wiederholungen,
▶ 2–5 Sätze,
▶ 2–3 Minuten Pause,
▶ 2–1–4 Sekunden pro Wiederholung.

Die Aufteilung in ein für Anfänger – und in ein für Fortgeschrittene – geeignetes Hypertrophietraining ermöglicht eine bessere Trainingssteuerung und Trainingsplanung. Der Kunde wird systematisch an immer höhere Belastungen gewöhnt, der passive Bewegungsapparat hat genügend Zeit, sich biopositiv anzupassen.

(Vergleiche hierfür auch Stübel/ Müller/Schley, Betreuungshandbuch Wirbelsäule, Health and Beauty 2012).

Auf den folgenden Seiten werden zahlreiche Übungen zur Stärkung des Sprunggelenks aufgeführt, die für einen stabilen Fuß sinnvoll sind. Sie ermöglichen ein abwechslungsreiches Training mit einem immer neuen Reiz auf die erforderliche Muskulatur.

## 9.1 Übungen für Sprunggelenk- und Beinmuskulatur

# Dorsalextension am Kabelzug

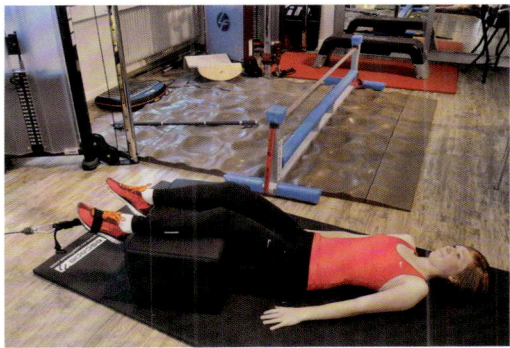

Ausgangsposition

**Anweisungen für die Übung:**

▶ Beide Beine auf den Kasten legen.

▶ Manschette um den Vorfuß befestigen.

▶ Aus der maximalen Plantarflexion in die maximale Dorsalextension arbeiten.

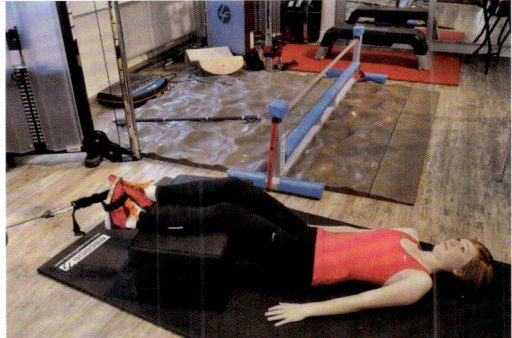

Endposition

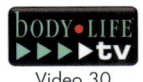

Video 30

# Dorsalextension mit Gummiband um die Großzehe

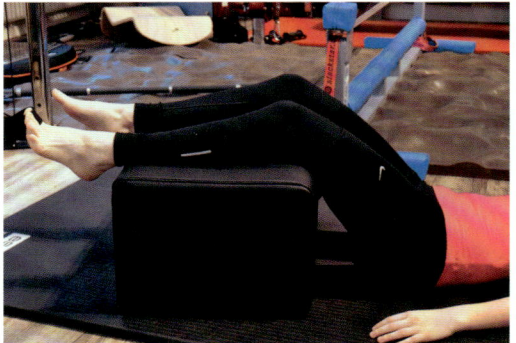

Ausgangsposition

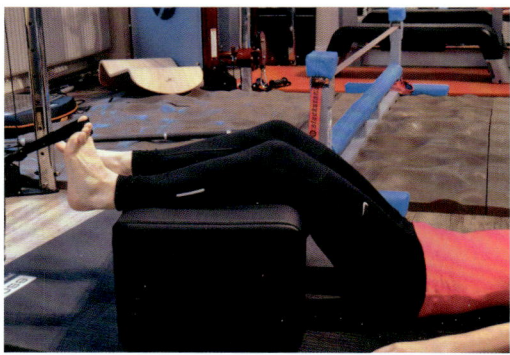

Endposition

**Anweisungen für die Übung:**

▶ Rückenlage, beide Beine auf den Kasten legen.

▶ Manschette um die Großzehe befestigen.

▶ Aus der maximalen Plantarflexion in die maximale Dorsalextension arbeiten.

Durch den Zug an der Großzehe wird der M. extensor hallucis longus stärker beansprucht.

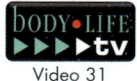

Video 31

Videos: www.bodylife.de/buecherclips

## Dorsalextension mit Gummiband um die 2.–4. Zehe

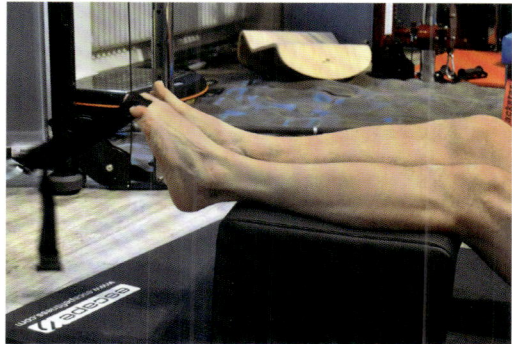

Ausgangsposition

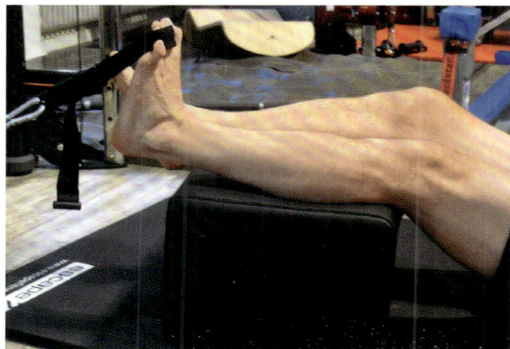

Endposition

**Anweisungen für die Übung:**

▶ Manschette um die 2.–4. Zehe befestigen.

▶ Aus der maximalen Plantarflexion in die maximale Dorsalextension arbeiten.

▶ Bewusst mit den Zehen gegen das Gummiband arbeiten.

Durch den Zug an der 2.–4. Zehe wird der M. extensor digitorum longus stärker beansprucht.

Video 32

# Dorsalextension mit Partner – exzentrisch

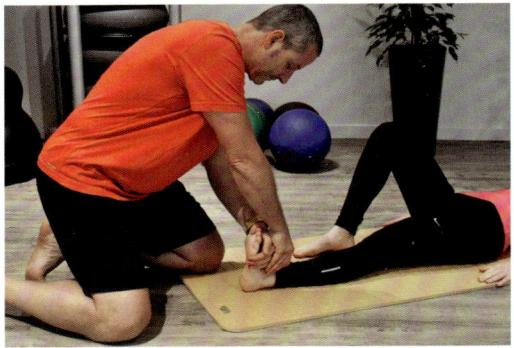

Ausgangsposition

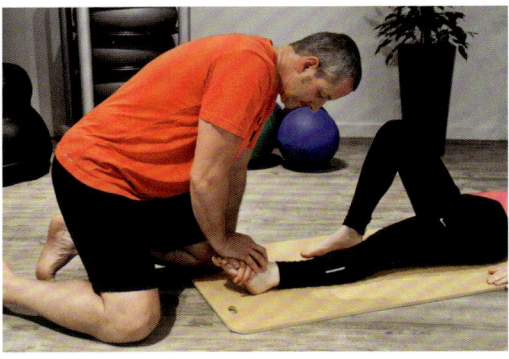

Endposition

**Anweisungen für die Übung:**

▶ Rückenlage, ein Bein aufgestellt, das andere gestreckt, evtl. seitlich festhalten.

▶ Fuß in der Dorsalextension.

▶ Kunde versucht zu verhindern, dass der Trainer den Fuß in die Plantarflexion bringt.

Das Tempo kann variiert werden, anfangs langsam, 3–4 Sätze mit 3–6 Wiederholungen. Mit Fortgeschrittenen schnell bis sehr schnell.

Video 33

# Waden heben an einer Kante/Treppenstufe

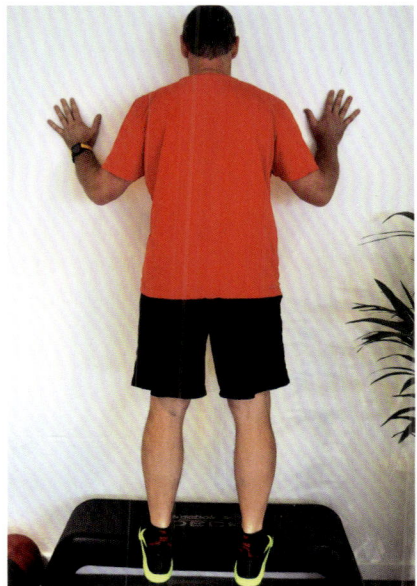

Ausgangsposition

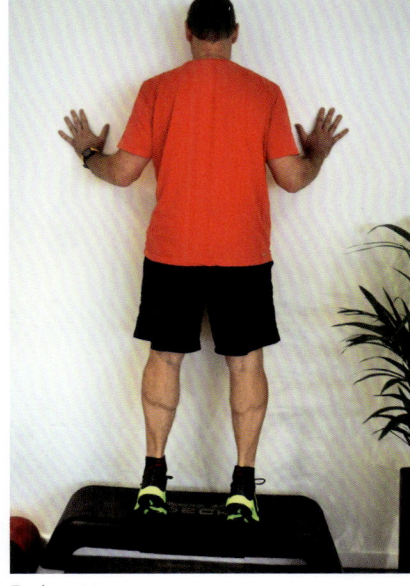

Endposition

**Anweisungen für die Übung:**

▶ Mit dem Vorfuß an die Kante gehen, Ferse unter der Kante positionieren, vorne festhalten, physiologische Lendenlordose beachten.

▶ Aus der maximalen Dorsalextension in die maximale, schmerzfreie Plantarflexion.

▶ Fersen dürfen nicht nach außen gehen.

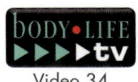

Video 34

# Waden heben an einer Kante, beidbeinig hoch – einbeinig runter

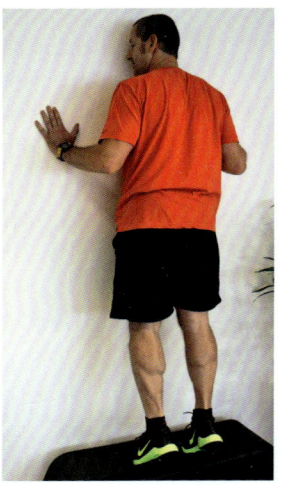 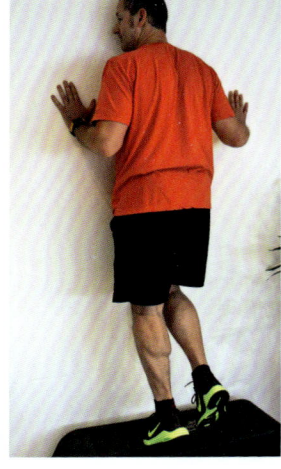 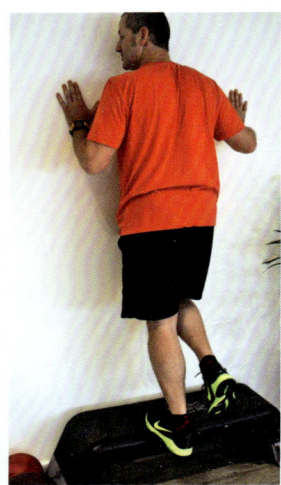

Ausgangsposition    Zwischenposition    Endposition

**Anweisungen für die Übung:**

▶ Mit dem Vorfuß an die Kante gehen, Ferse unter der Kante positionieren, vorne festhalten, physiologische Lendenlordose beachten.

▶ Aus der maximalen Dorsalextension in die maximale, schmerzfreie Plantarflexion.

▶ Fersen dürfen nicht nach außen gehen.

▶ Beidbeinig konzentrisch nach oben, dann einbeinig exzentrisch betont nach unten.

Die exzentrische Phase wird betont, dies stärkt die Achillessehne und die Wadenmuskulatur besonders effektiv.

Videos: www.bodylife.de/buecherclips

## Waden heben in der Schulterbrücke

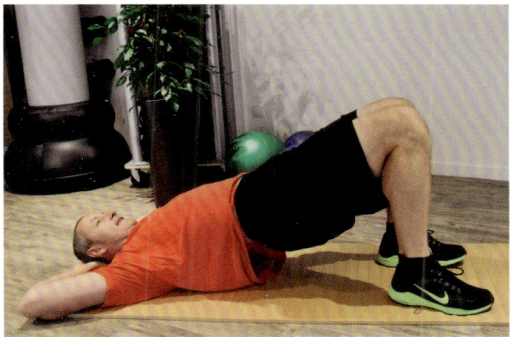

Ausgangsposition

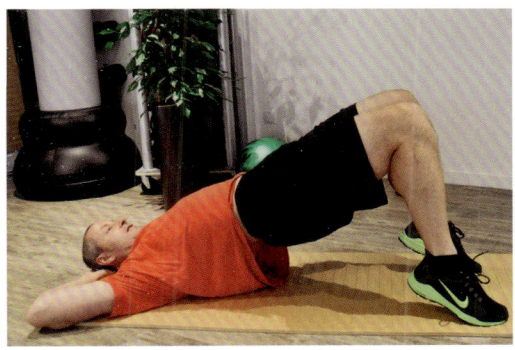

Endposition

**Anweisungen für die Übung:**

▶ Rückenlage, Hände am Hinterkopf, Beine hüftbreit aufgestellt, Gesäß nach oben, der Körper bildet eine Linie.

▶ Gesäß oben halten und mit den Füßen in die Plantarflexion gehen.

▶ Fersen dürfen nicht nach außen gehen.

Die Übung kann auch im Wechsel (rechtes/linkes Bein) durchgeführt werden. Sind die Beine enger, wird die Übung schwerer, legt man ein Bein auf das andere, kann man perfekt einbeinig trainieren.

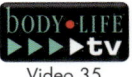

Video 35

# Pronation mit Gummiband um die 4. und 5. Zehe

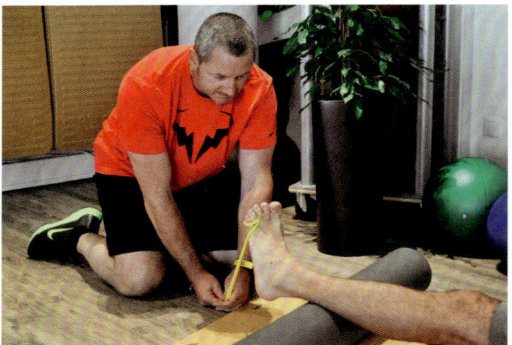

Ausgangsposition

**Anweisungen für die Übung:**

▶ Unterschenkel unter-
lagern, Gummiband
um die 4. und 5. Zehe
schlingen.

▶ Mit dem Fuß eine Dorsalextension und Pronation
durchführen.

▶ Bewusst die Außenkante
nach oben ziehen.

Sämtliche Pronatoren werden
effektiver beansprucht. Dies
entlastet die Außenbänder.

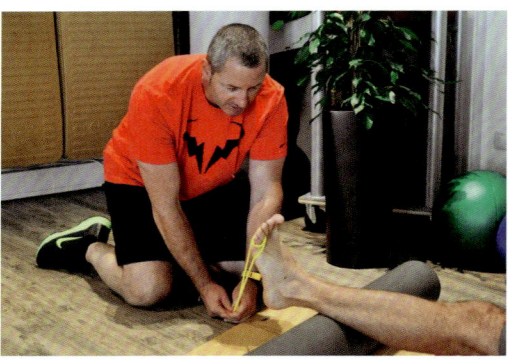

Endposition

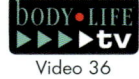

Video 36

Videos: www.bodylife.de/buecherclips

## Supination mit Gummiband um die Großzehe

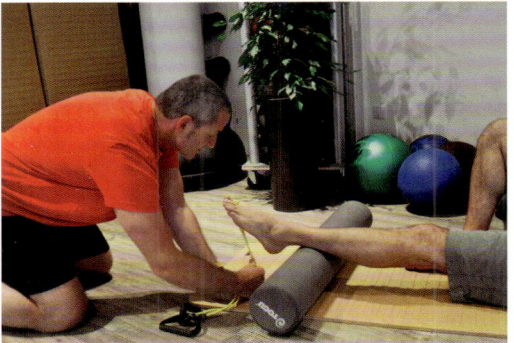

Ausgangsposition

**Anweisungen für die Übung:**

▶ Unterschenkel unterla-
gern, Gummiband um
die Großzehe schlingen.

▶ Eine Dorsalextension mit
Supination durchführen.

▶ Bewusst in die Supination
arbeiten.

Die Supinatoren werden
stärker beansprucht.

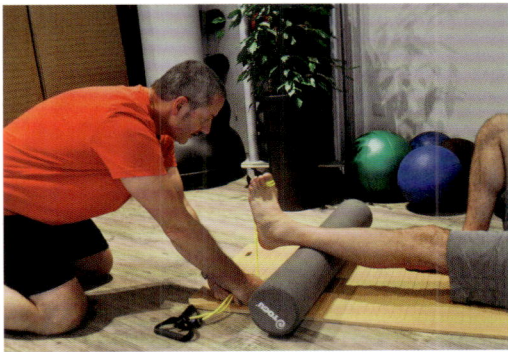

Endposition

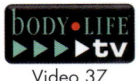

Video 37

# Beinbeugen sitzend

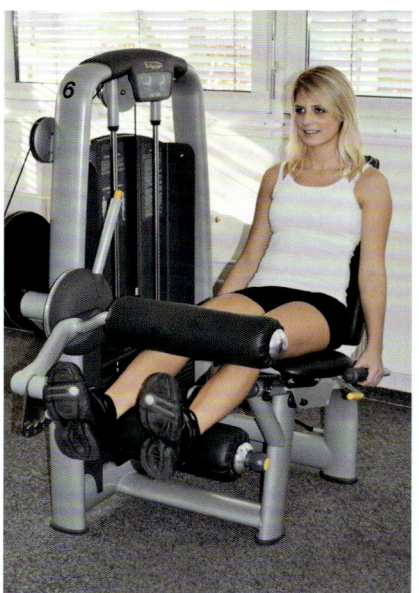

Ausgangsposition

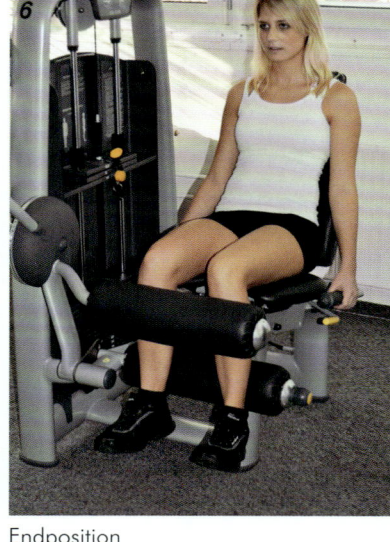

Endposition

**Anweisungen für die Übung:**

▶ Rücken an die Lehne, optimales ROM einstellen, Beine fast gestreckt, seitlich fixieren.

▶ Mit angezogenem Fuß die Beine beugen.

▶ Drehachse richtig einstellen, so dass das Polster an der Achillessehne nicht rutscht.

Video 38

Videos: www.bodylife.de/buecherclips

## Beinbeugen stehend, vorgebeugt

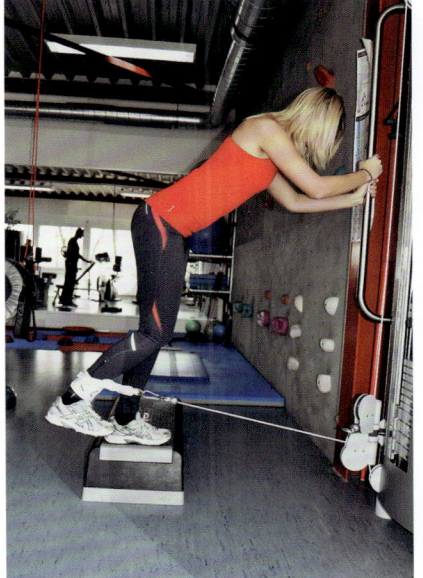

Ausgangsposition

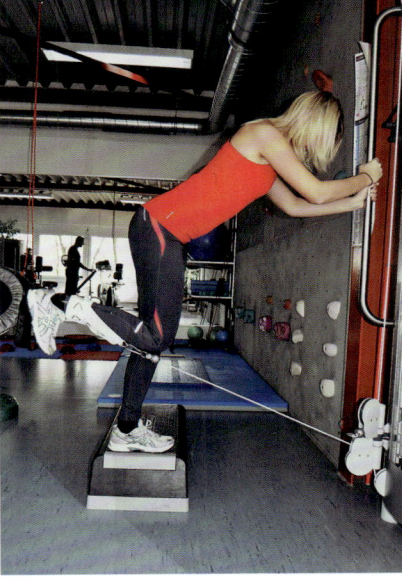

Endposition

### Anweisungen für die Übung:

▶ Stabiler, leicht erhöhter Stand auf einem Bein, Dreipunktbelastung, Oberkörper so weit nach vorne legen, dass eine fixierte Lendenlordose gehalten werden kann, festhalten.

▶ Bein maximal beugen.

▶ Becken und Oberkörper bleiben während der Übung stabil.

Der Kunde sitzt nicht auf dem zu trainierenden Muskel (optimale Durchblutung) und arbeitet aus einer optimalen Vordehnung im Knie- und Hüftgelenk.

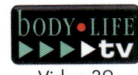

Video 39

# Beinpresse sitzend

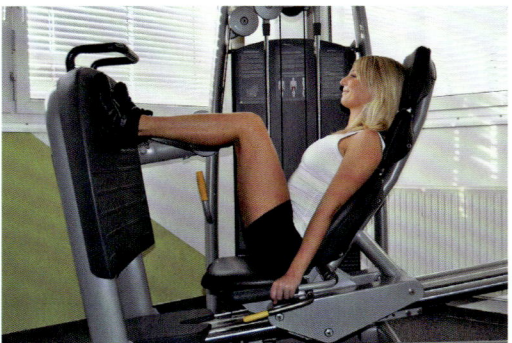

Ausgangsposition

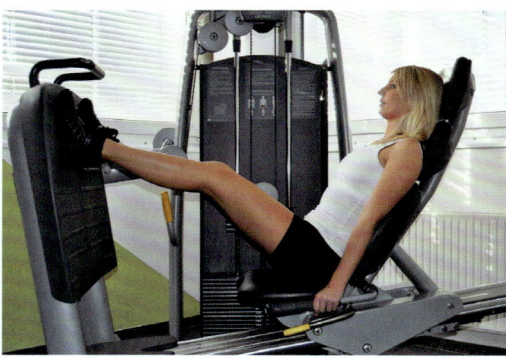

Endposition

**Anweisungen für die Übung:**

▶ Rücken an die Lehne, seitlich fixieren, Bauch anspannen.

▶ Beine fast ganz durchstrecken.

▶ Ausgangsposition sollte optimal auf den Kunden angepasst werden (Anamnese).

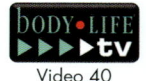

Video 40

Videos: www.bodylife.de/buecherclips

## Kniebeugen

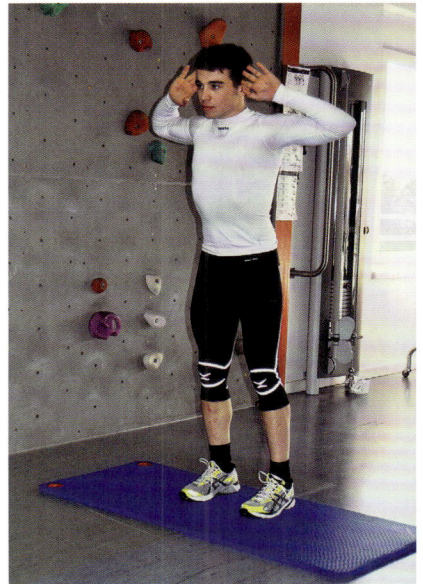

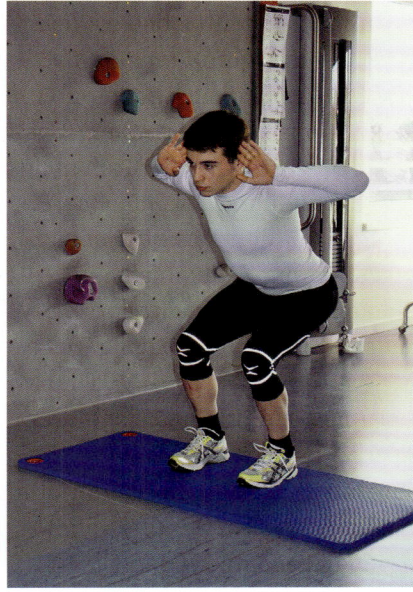

Ausgangsposition                    Endposition

### Anweisungen für die Übung:

▶ Mindestens hüftbreiter, stabiler Stand, Dreipunktbelastung, fixierte,
physiologische Lendenlordose.

▶ In die Knie, Gesäß nach hinten, Blick nach vorne.

▶ Auf die Beinachse achten.

Variante für Fortgeschrittene: Als Steigerung kann eine Hantelstange
auf den Schultergürtel gelegt werden.

# Ausfallschritt mit Abdrücken

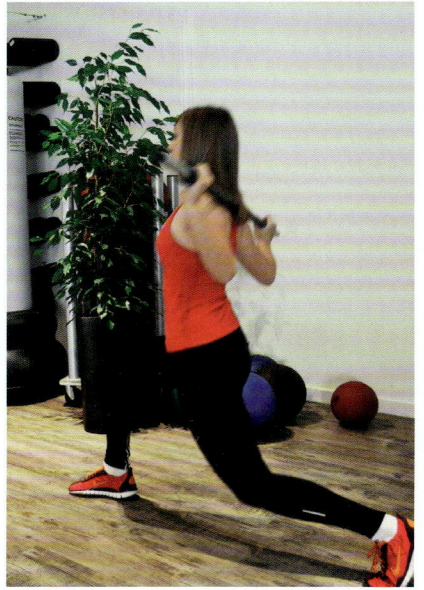
Ausgangsposition

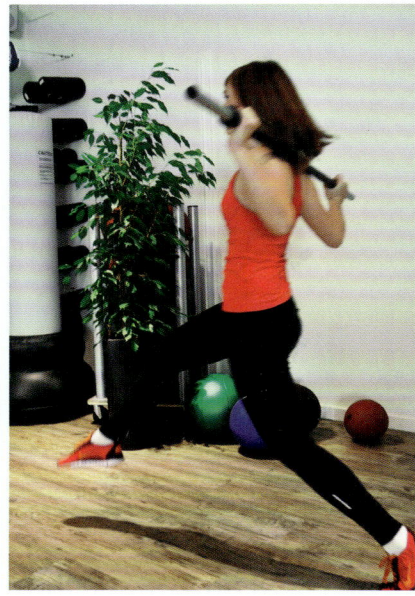
Endposition

**Anweisungen für die Übung:**

▶ In den Ausfallschritt gehen, Oberkörper aufrecht, Stange auf dem Schultergürtel.

▶ Mit dem vorderen Bein abstoßen und exzentrisch abfangen.

Variation: Mit dem vorderen Bein nach rechts und links springen.

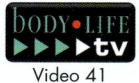
Video 41

## Adduktionstraining (Maschine)

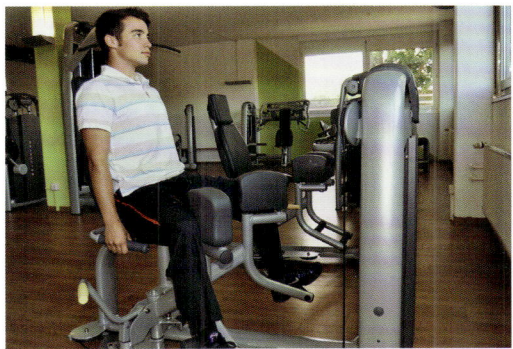

Ausgangsposition

**Anweisungen für die Übung:**

▶ Rücken an die Lehne, seitlich festhalten.

▶ Polster aus der maximalen Vordehnung nach innen drücken.

Video 42

# Adduktionstraining (Kabelzug)

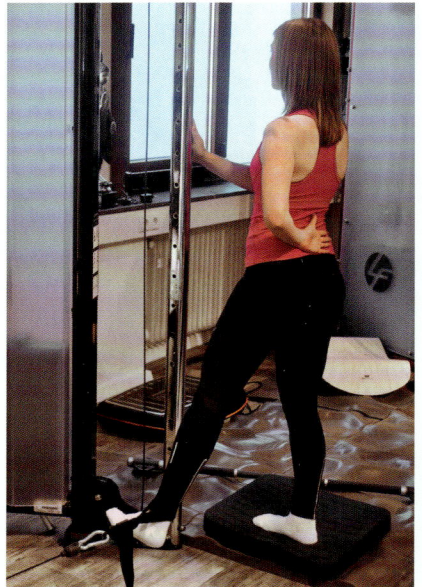 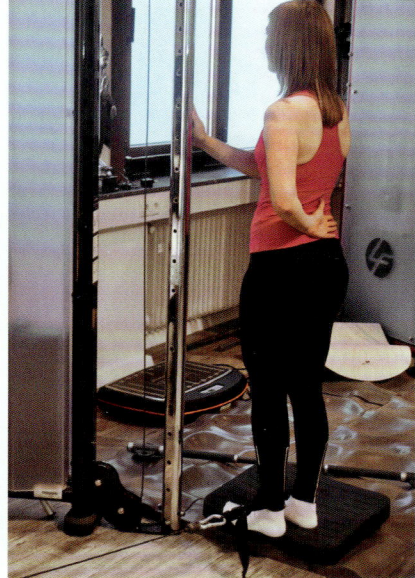

Ausgangsposition                    Endposition

**Anweisungen für die Übung:**

▶ Stabiler, leicht erhöhter Stand, Dreipunktbelastung, physiologische fixierte Lendenlordose, festhalten.

▶ Bein aus der maximalen Vordehnung heranführen.

▶ Zehen zeigen nach vorne, keine Ausweichbewegung im Oberkörper.

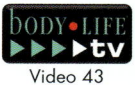

Video 43

Videos: www.bodylife.de/buecherclips

## Abduktionstraining (Maschine)

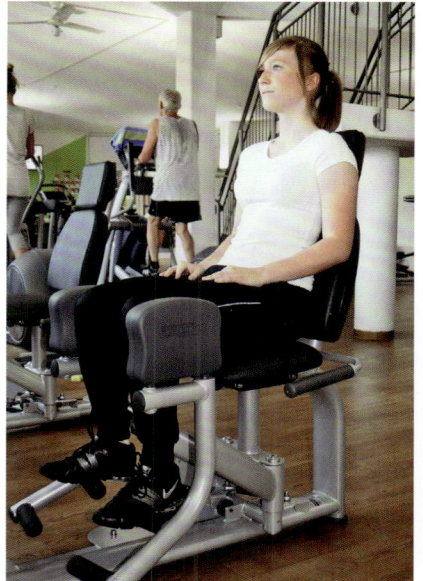

Ausgangsposition

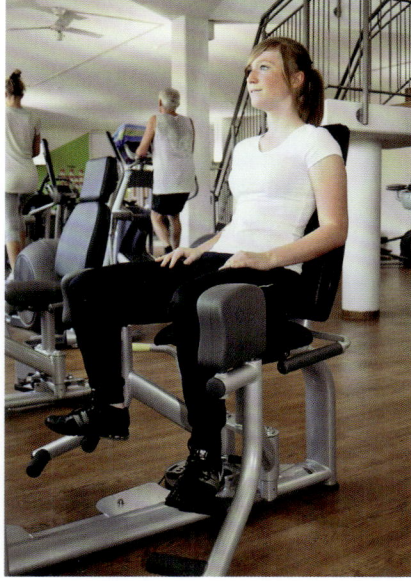

Endposition

### Anweisungen für die Übung:

▶ Rücken an die Lehne, positionieren, wer möchte, kann sich seitlich an den Griffen festhalten.

▶ Polster maximal nach außen drücken.

Video 44

# Abduktionstraining (Kabelzug)

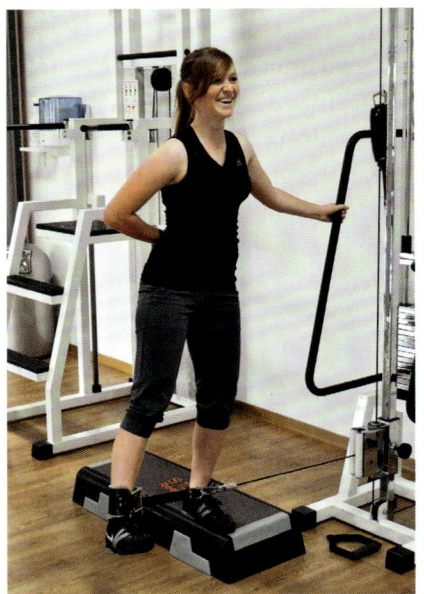

Ausgangsposition

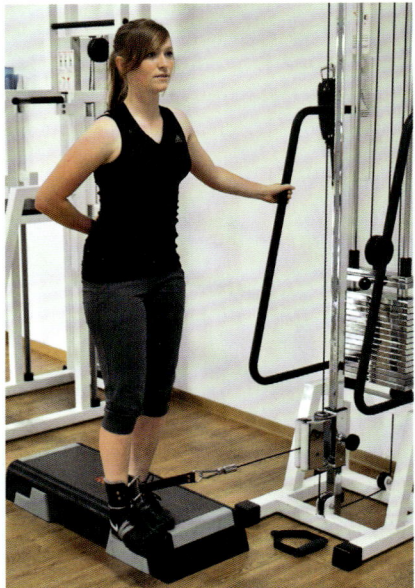

Endposition

**Anweisungen für die Übung:**

▶ Stabiler, erhöhter Stand, Dreipunktbelastung, physiologische fixierte Lendenlordose, festhalten.

▶ Bein aus der maximalen Vordehnung nach innen führen und dann wieder nach außen bringen.

▶ Oberkörper bleibt stabil, Zehen zeigen nach vorne.

Video 45

Videos: www.bodylife.de/buecherclips

## 9.2 Übungen mit sensomotorischem Effekt

# Waden heben auf dem Aerostep

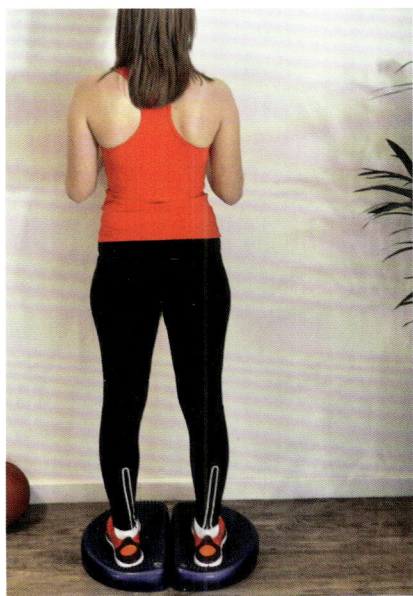

Ausgangsposition

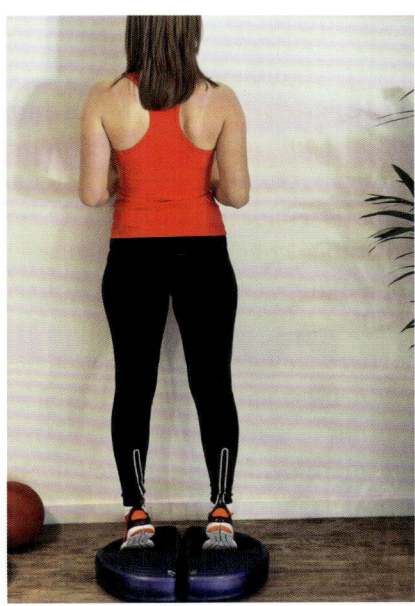

Endposition

**Anweisungen für die Übung:**

▶ Wie das normale Wadenheben.

▶ In die maximale Plantarflexion gehen.

Später ohne Schuhe arbeiten.

Video 46

# Beinpresse mit instabilem Untergrund

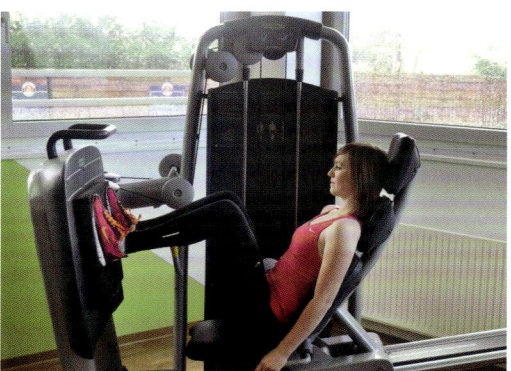

Ausgangsposition

**Anweisungen für die Übung:**

▶ Wie die normale
Beinpresse.

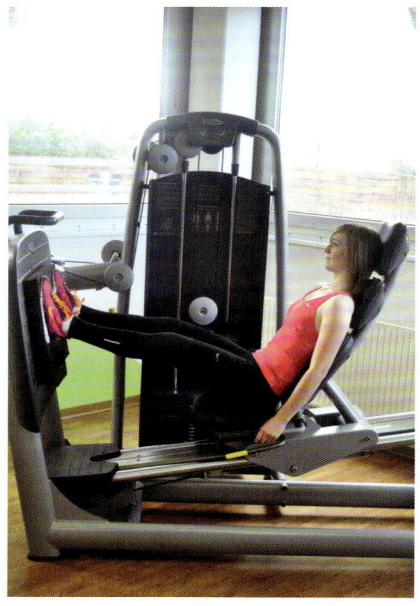

Endposition

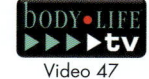

Video 47

Videos: www.bodylife.de/buecherclips

## Kniebeugen mit instabiler Unterlage

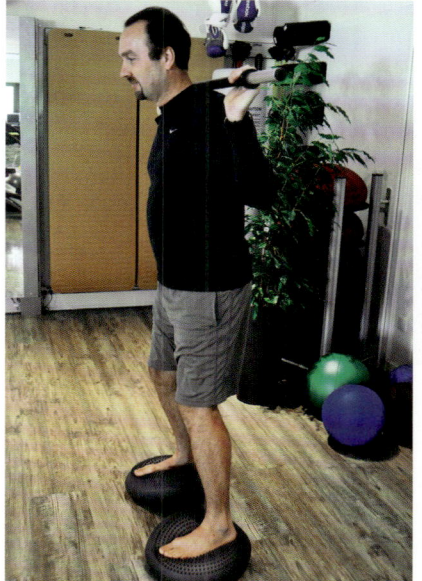

Ausgangsposition

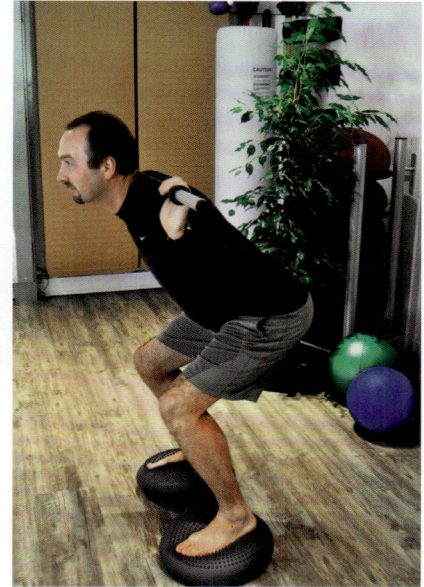

Endposition

### Anweisungen für die Übung:

▶ Wie die normalen Kniebeugen.

▶ Körperhaltung stabilisieren.

▶ Natürliche Lordose beibehalten.

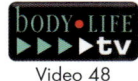

Video 48

# Ausfallschritt auf dem Aerostep

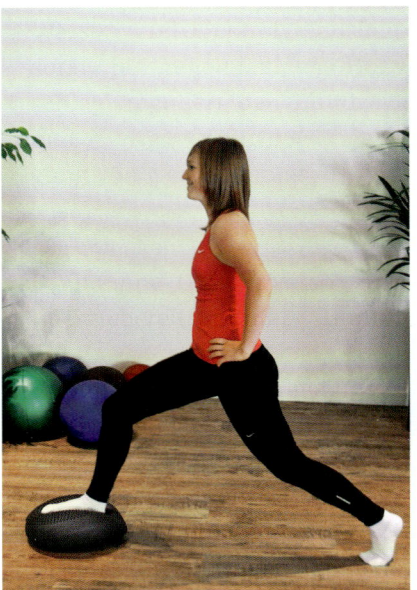

Ausgangsposition

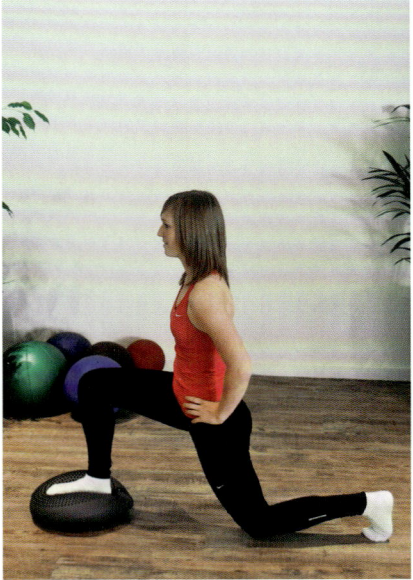

Endposition

**Anweisungen für die Übung:**

▶ Wie der normale Ausfallschritt.

Variation: Fortgeschrittene üben mit zwei wackeligen Unterlagen (vorne und hinten).

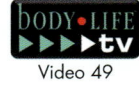

Video 49

Videos: www.bodylife.de/buecherclips

# Adduktion am Kabelzug mit instabiler Unterlage

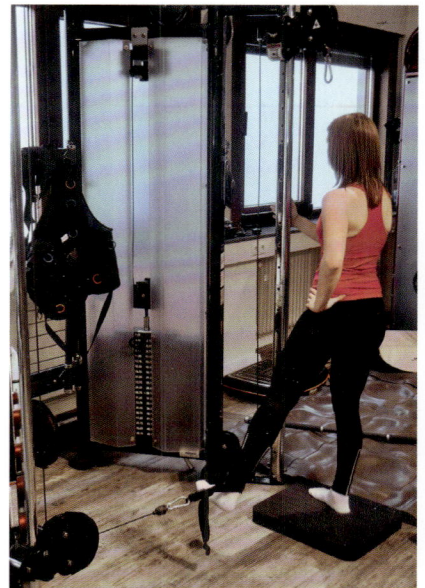

Ausgangsposition

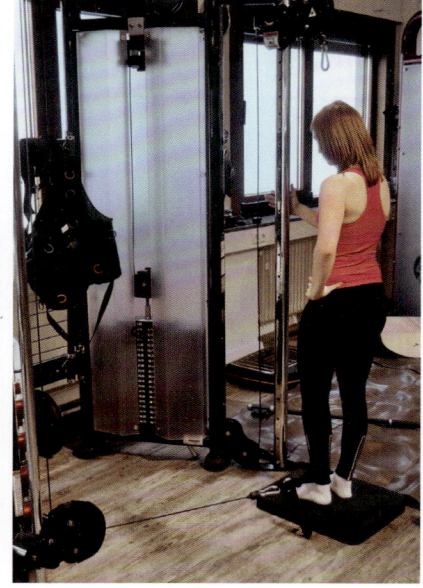

Endposition

**Anweisungen für die Übung:**

▶ Wie die normale Adduktion am Kabelzug.

Video 50

# Abduktion am Kabelzug mit instabiler Unterlage

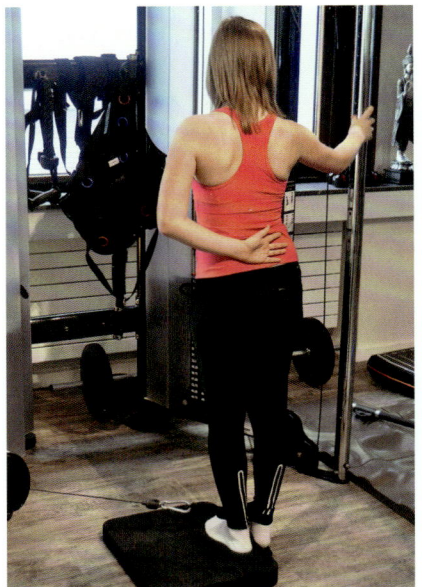 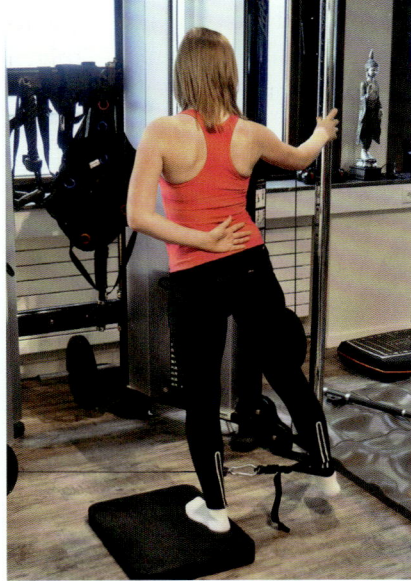

Ausgangsposition          Endposition

**Anweisungen für die Übung:**

▶ Wie die normale Abduktion am Kabelzug.

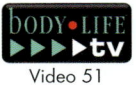

Video 51

## 9.3 Trainingsplanbeispiel Sprunggelenk

Als Beispiel stellen wir den Krafttrainingsplan für einen 25-jährigen Anfänger mit Sprunggelenkproblemen vor.

Warm-up: 15 Minuten auf dem Laufband (walken oder joggen). Dehnen aller wichtigen Muskeln (M. gastrocnemius, M. soleus, Schienbeinmuskulatur, Mm. ischiocrurales, M. quadriceps femoris, Adduktoren, M. tensor fasciae latae). Mobilisation des Sprunggelenks und des Kniegelenks.

▶ **Übung 1:** Kniebeugen – 2 Sätze sensomotorisch, 2 Sätze normal.
▶ **Übung 2:** Wadenheben stehend an der Maschine, beidbeinig hochdrücken, einbeinig exzentrisch ablassen, 3 Sätze.
▶ **Übung 3:** Schienbeinmuskulatur, 2 Sätze mit Gummiband um die Großzehe, 2 Sätze mit Gummiband um die 2.–4. Zehe.

▶ **Übung 4:** Beinbeugen sitzend, 2 Sätze.
▶ **Übung 5:** Adduktoren (Maschine), 2 Sätze.

**Cool-down: 15 Minuten walken oder joggen auf dem Laufband und 15 Minuten auf dem Crosstrainer. Mobilisation von Sprunggelenk und Kniegelenk.**

Dieses Training wird über 12 Wochen durchgeführt, Trainingshäufigkeit 2 x pro Woche. Zusätzlich 1 x pro Woche ein Oberkörper- und Rumpftraining. Die ersten 6–8 Wochen im Kraftausdauerbereich mit 20–30 Wiederholungen. Bei gutem Verlauf und stetig steigernden Wiederholungszahlen sowie Schmerzfreiheit kann dann zum sanften Hypertrophietraining mit 15–20 Wiederholungen übergegangen werden.

# 10 Mobilisations- und Stoffwechseltraining für das Sprunggelenk

Die Mobilisation spielt auch für das Sprunggelenk eine sehr wichtige Rolle. Einerseits wird dadurch die für den hyalinen Knorpel wichtige Gelenkflüssigkeit produziert, andererseits wird das Gelenk beweglicher und die Reichweite vergrößert sich, was zur Folge hat, dass alltägliche Bewegungen, vor allem das Gehen, wieder besser durchführbar sind.

Bei einer Sprunggelenkverletzung sollten alle Bewegungsrichtungen des Sprunggelenks berücksichtig werden. Man kann die Übungen stehend, sitzend oder liegend durchführen. Des Weiteren sollten auch die Hüfte und das Knie sowie alle anderen Gelenke der unteren Extremitäten durchbewegt werden. Sie finden Übungen für diese Bereiche in den Betreuungshandbüchern Knie und Hüfte in diesem Verlag. (siehe www.bodylife.de).

## 10.1 Übungen zur Entlastung des Sprunggelenks

# Extension – Flexion

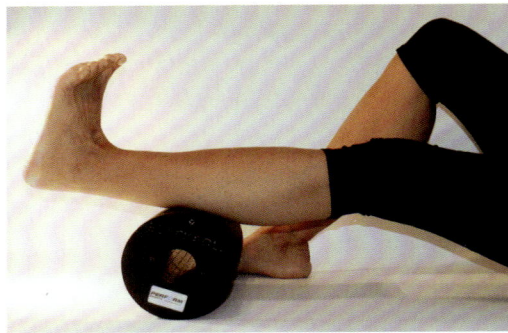

Ausgangsposition

**Anweisungen für die Übung:**

▶ Unterschenkel unterlagern.

▶ Fuß ganz in die Extension bringen (Fußspitze heran-ziehen).

▶ In der Gegenrichtung die Zehen Richtung Boden drücken.

Bewegung über den gesamten ROM!

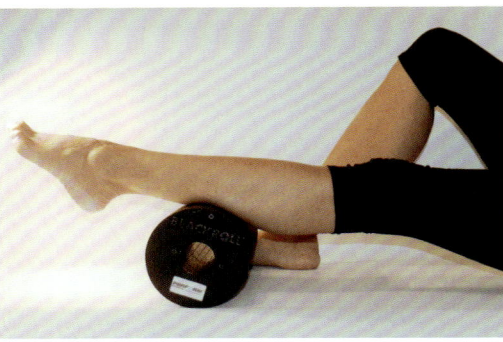

Endposition

## Pronation – Supination

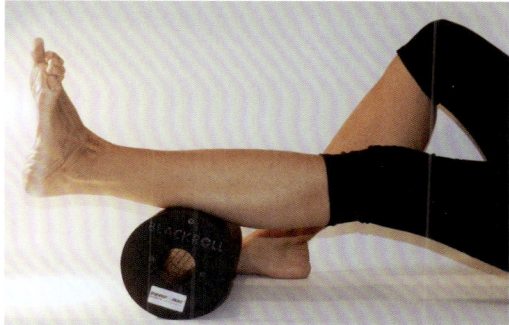

Ausgangsposition

### Anweisungen für die Übung:

▶ Unterschenkel unterlagern.

▶ Fußaußenkante heran-
ziehen.

▶ Fußinnenkante heran-
ziehen.

Bewegung über den gesam-
ten ROM! Der Winkel
zwischen Unterschenkel
und Fußsohle beträgt 90°.

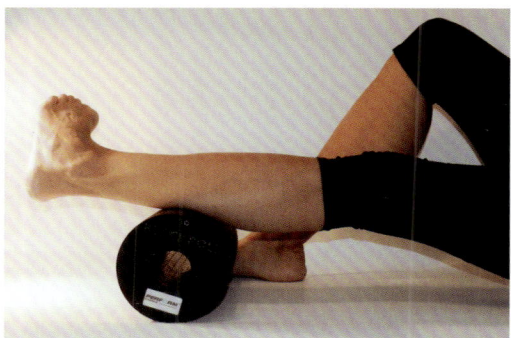

Endposition

# Plantarflexion mit Redondoball

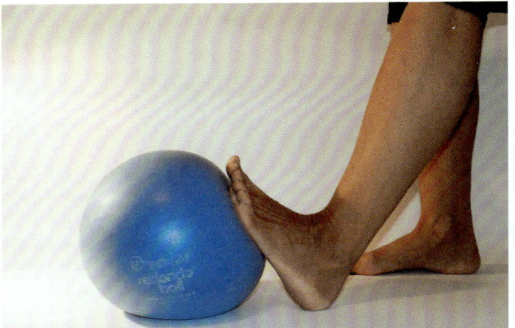

Ausgangsposition

**Anweisungen für die Übung:**

▶ Auf dem Boden sitzend mit einem Kniewinkel von 90° die Ferse aufsetzen.

▶ Redondoball in Dorsalextension unter den Vorfuß legen.

▶ Mit Kraft in den Ball drücken.

Die Bewegung entspricht dem Gasgeben beim Autofahren.

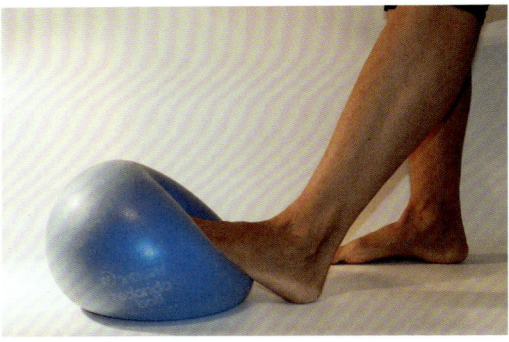

Endposition

Videos: www.bodylife.de/buecherclips

# Zielübung für die Fußsensorik

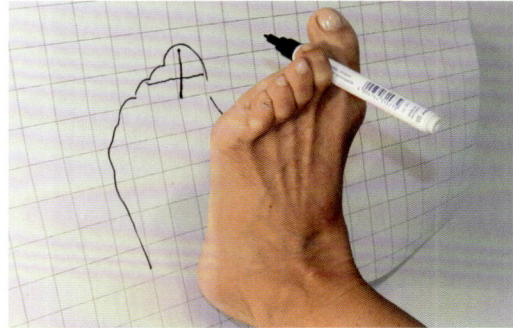

Ausgangsposition

**Anweisungen für die Übung:**

► Blatt Papier an der Wand befestigen, den Fußumriss aufmalen und Zielpunkt einzeichnen.

► Unterschenkel unterlagern.

► Filzstift mit den ersten beiden Zehen festhalten und mit einer kontrollierten Plantarflexion immer denselben Punkt treffen.

Auf genaue Bewegung in der Achse achten!

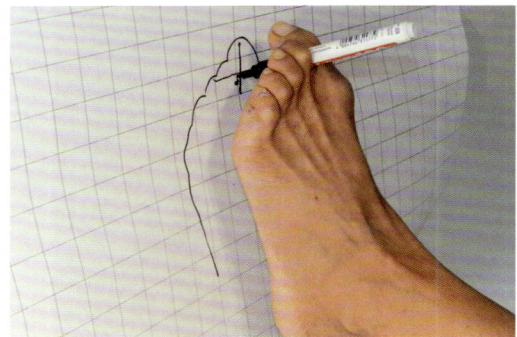

Endposition

## 10.2 Übungsvorschläge zum Mobilisations- und Stoffwechseltraining

# Dorsalextension und Plantarflexion im Einbeinstand

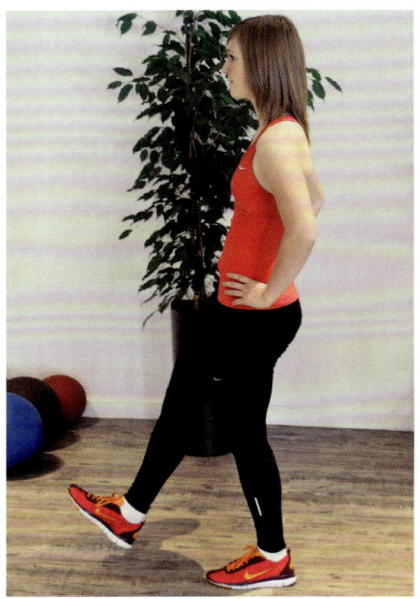

Ausgangsposition

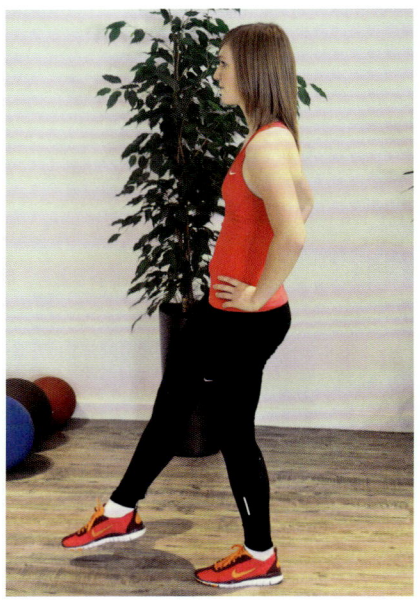

Endposition

**Anweisungen für die Übung:**

▶ Stabiler Stand auf einem Bein, Dreipunktbelastung.

▶ Das Spielbein in die Dorsalextension und Plantarflexion bringen.

Die Übung kann auch auf einer Airexmatte, einem Aerostep oder anderen labilen Untergründen durchgeführt werden. Dies erhöht den sensomotorischen Effekt.

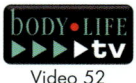

Video 52

Videos: www.bodylife.de/buecherclips

# Extension und Flexion im Kniegelenk im Stand

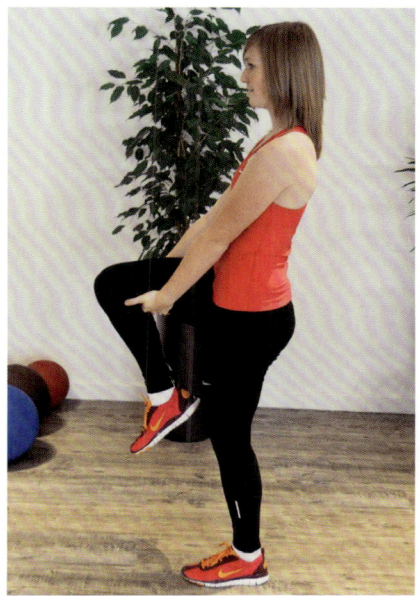

Ausgangsposition

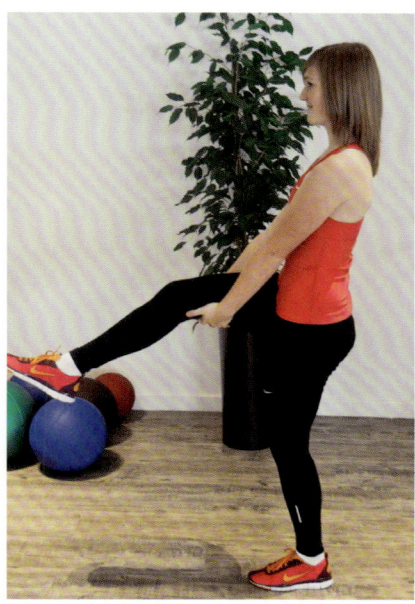

Endposition

**Anweisungen für die Übung:**

▶ Stabiler Einbeinstand, Dreipunktbelastung.

▶ Das Spielbein greifen und eine Flexion und Extension im Knie durchführen.

▶ Auf physiologische Lenden- und Halslordose achten.

Die Übung kann auch im Sitzen an einer Tischkante durchgeführt werden.
Bei Fortgeschrittenen wird das Bein im Stand nicht mehr gehalten.

Video 53

# 11 Beweglichkeitstraining für das Sprunggelenk

Das Fördern der Beweglichkeit ist für das Sprunggelenk wichtig. Beweglichkeitstests zeigen mögliche Defizite in vielen Ebenen sehr deutlich an. Sämtliche gelenkumspannenden Muskeln sollten regelmäßig gedehnt werden. Dies kann im Warm-up integriert sein oder auch als Hausaufgabe durchgeführt werden.

**Ziele eines Dehnprogrammes bei Sprunggelenkverletzungen:**

► Verbesserung der Gelenkreichweite,

► Erleichterung des Alltags (vor allem beim Gehen),

► Verbesserung der Körperwahrnehmung und der Stabilität,

► Verbesserung des Körpergefühls,

► positiv für die Psyche (Erfahrung, dass Bewegung sehr angenehm sein kann und nicht immer mit Anstrengung und Schmerzen verbunden ist),

► entspannend (beim passiv statischen Dehnen).

# Dehnung des M. gastrocnemius

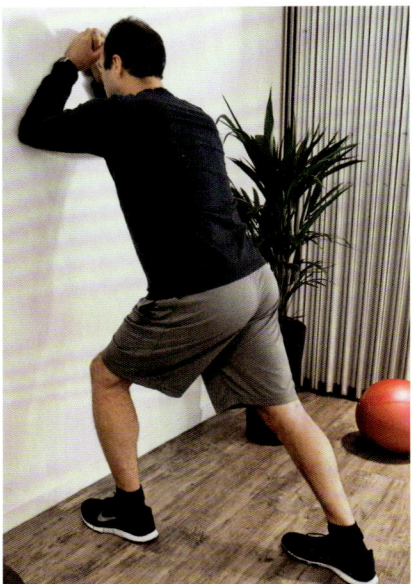

Position

**Anweisungen für die Übung:**

▶ Ausfallschritt an einer Wand, vorne fixieren.

▶ Fußspitzen zeigen nach vorne, hinteres Bein gestreckt, vorderes gebeugt.

▶ Becken nach vorne schieben, Ferse bleibt am Boden.

Videos: www.bodylife.de/buecherclips

# Dehnung für den M. gastrocnemius an der Kante

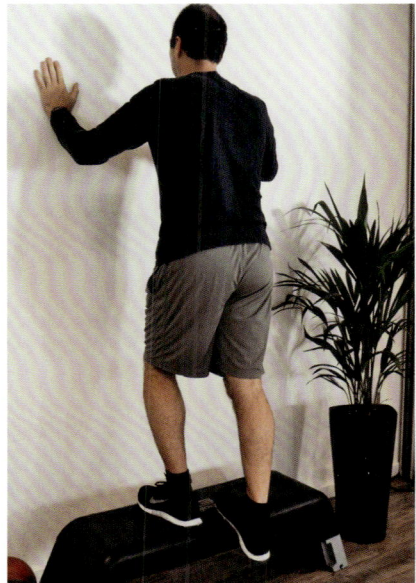

Position

### Anweisungen für die Übung:

▶ Mit dem Ballen an eine Kante, anderer Fuß ist stabil auf dem Kasten.

▶ Ferse so weit wie möglich nach unten bringen.

▶ Sanft wippen.

# Dehnung des M. soleus

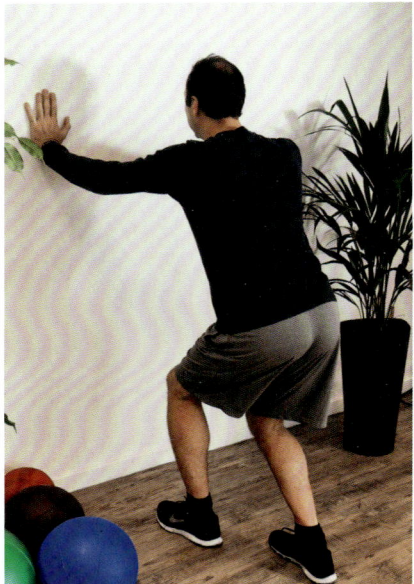

Position

**Anweisungen für die Übung:**

▶ Ausfallschritt.

▶ Fersen zeigen nach vorne, hinteres Bein ist gebeugt.

▶ Mit dem hinteren Bein leicht zum Boden federn.

## Dehnung der Schienbeinmuskulatur

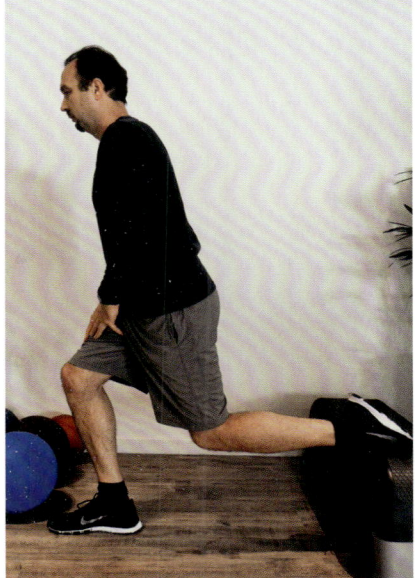

Position

**Anweisungen für die Übung:**

▶ Leichten Ausfallschritt einnehmen.

▶ Spann des hinteren Beines auf die Bank/den Stuhl legen.

▶ Mit dem Spann leicht nach vorne unten ziehen, sodass ein leichtes Ziehen am Spann entsteht.

# Dehnung der Mm. ischiocrurales

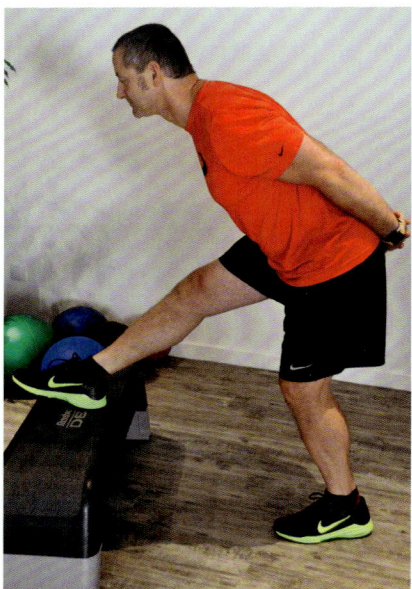

Position

**Anweisungen für die Übung:**

▶ Stabiler Stand auf einem Bein, Dreipunktbelastung, physiologische fixierte Lordose, Kontrollhand in die LWS.

▶ Das andere Bein auf eine leichte Erhöhung stellen.

▶ Sanft wippen und Zehen locker lassen.

## Dehnung der Adduktoren im Stand

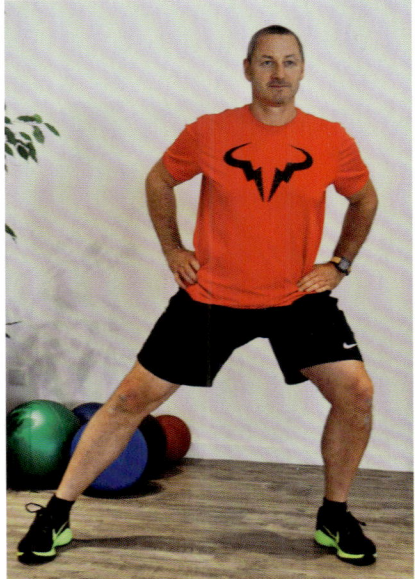

Position

**Anweisungen für die Übung:**

▶ Weite Grätsche einnehmen.

▶ Oberkörper bleibt aufrecht.

▶ Zur einen Seite beugen.

# Dehnung der Adduktoren, vorgebeugt

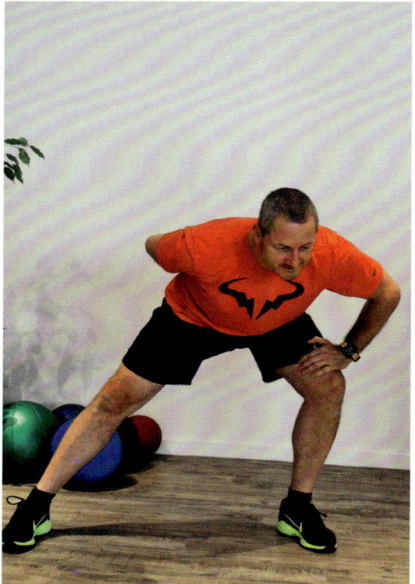

Position

**Anweisungen für die Übung:**

▶ Weite Grätsche einnehmen.

▶ Zur einen Seite beugen.

▶ Oberkörper weit nach vorne neigen.

▶ Evtl. mit dem Oberkörper sanft wippen.

Videos: www.bodylife.de/buecherclips

## Dehnung des M. quadriceps femoris im Stehen

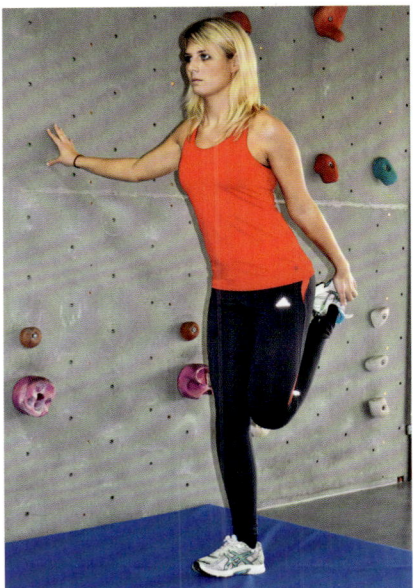

Position

### Anweisungen für die Übung:

▶ Stabiler Stand auf einem Bein, Dreipunktbelastung, physiologische fixierte Lendenlordose.

▶ Spielbein greifen und zum Gesäß heranziehen.

▶ Evtl. sanft wippen.

# Dehnung des M. tensor fasciae latae

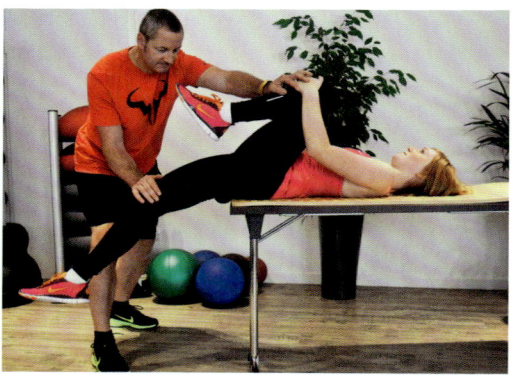

Position

**Anweisungen für die Übung:**

▶ Mit dem Po an der Tischkante abschließen.

▶ Oberkörper ablegen, freies Bein hängt vor dem Tisch herunter.

▶ Trainer zieht das Bein nach innen und unten.

# 12 Ausdauertraining für die Halswirbelsäule und das Sprunggelenk

## 12.1 Trainingssteuerung

Das Ausdauertraining spielt sowohl bei Hals-Nacken-Beschwerden als auch bei Sprunggelenkverletzungen eine sehr wichtige Rolle, da es Zellen und Gewebe mit der notwendigen Energie, Belastung und Durchblutung versorgt. Es sollte auch hier auf Schmerzfreiheit geachtet werden. Prinzipiell ist alles erlaubt, was dem Kunden Spaß macht, denn nur wenn der Kunde das Ausdauertraining als motivierend erachtet, wird er es auch regelmäßig durchführen.

Sinnvoll erscheinen Walking, Nordic Walking, Joggen, Skilanglauf, Training auf dem Crosstrainer, Radfahren, Wandern, Ruderergometer und Schwimmen.

Zur Bestimmung der Intensitäten bieten sich für den Gesundheitssportler mehrere Möglichkeiten an, wie etwa das Training nach der Karvonenformel oder mit speziellen Trainingsgeräten (z.B. Aeroman).

Karvonenformel:

$$HF_{train.} = RHF + (HF_{max} - RHF) \times \text{Intensität}$$

$HF_{train.}$ = Trainingspuls

$HF_{max}$ = maximale Herzfrequenz

**Werte fürs Laufen:** 226 – ½ Lebensalter (Frauen), 220 – ½ Lebensalter (Männer)

**Werte fürs Radfahren:** 226 – Lebensalter (Frauen), 220 – Lebensalter (Männer)

RHF = Ruheherzfrequenz. Diese wird an 7 aufeinanderfolgenden Tagen morgens vor dem Aufstehen gemessen. Der Mittelwert dieser 7 Werte stellt die RHF dar.

**Intensitäten beim Laufen:**

50–60 % für den RECOM- und GA-I-Bereich

60–70 % für den GA-I- und GA-II-Mischbereich

70–75 % für den GA-II-Bereich

**Intensitäten beim Radfahren:**

50–60 % für den RECOM- und GA-I-Bereich

60–65 % für den GA-I- und
GA-II-Mischbereich

65–70 % für den GA-II-Bereich

**Beispiel:** Untrainierter Mann, 64 Jahre, RHF von 80, will walken und radfahren.

$HF_{train.}$ = 80 + (220 – 32 – 80) x 0,5
(für 50 % Intensität) = 134
(unterer Trainingspuls)

Oder für 60 % Intensität:

$HF_{train.}$ = 80 + (220 – 32 – 80) x 0,6 = 145

Er sollte also 1 x pro Woche mit Pulswerten von 130–140 für 45–60 Minuten walken.

Zusätzlich sollte er 2 x pro Woche mit Pulswerten von 118 (50 % Intensität) bis 133 (70 % Intensität) radfahren. Die Belastungsdauer sollte bei 60–90 Minuten liegen. Ideal wäre es für ihn, sich einer Gruppe anzuschließen, um die Motivation zu erhöhen.

### Maximale Herzfrequenz:

Die maximale Herzfrequenz wird wie bei der Karvonenformel berechnet.

#### Intensitäten:

60–65 % für den GA-I-Bereich

65–75 % für den GA-I- und
GA-II-Mischbereich

75-85 % für den GA-II-Bereich

**Beispiel:** Frau, 70 Jahre, will im GA-I-Bereich walken:

$HF_{max}$ = 226 – 35 = 191

191 x 0,6 (für 60 % Intensität) = 115 (entspricht dem unteren Trainingspulswert)

191 x 0,65 (für 65 % Intensität) = 124 (entspricht dem oberen Trainingspulswert)

Sie sollte 2 x pro Woche für 30–60 Minuten mit Pulswerten von 115–124 walken.

Diese 2 Möglichkeiten dienen Gesundheitssportlern dazu, relativ genaue Pulswerte zu ermitteln. Formeln sind immer nur statistische Mittelwerte, d.h. es können auch Abweichungen vorkommen. Für unseren Bereich reichen sie aber auf alle Fälle aus. Leistungsorientiertes Training sollte mit diesen Formeln allerdings nicht durchgeführt werden.

**Vorteile dieser Formeln:**

▶ Günstig, da sie nichts kosten.

▶ Leicht zu berechnen.

▶ Differenzieren zwischen Laufen und Radfahren.

▶ Differenzieren zwischen Frauen und Männern.

Im Personal Fitness Training, zur optimalen Zielerreichung oder für die ideale Diagnostik bietet sich der Einsatz der Own-Zone oder des Aeroman an. Er bestimmt über eine

Atemgasanalyse schnell und zuverlässig die perfekten Herzfrequenzwerte. Durch den einfach und verständlich aufgebauten Plan wird für den Kunden der optimale Bereich für den Fett- und Kohlenhydratstoffwechsel ermittelt.

## 12.2 Verschiedene Ausdauerformen

### Walking

Walking ist eine perfekte und gelenkschonende Ausdauersportart. Die Gelenkbelastung liegt deutlich unter der des Joggens. Das Walken hat den Vorteil, dass die wichtige exzentrische Phase nicht fehlt, denn sie ist besonders effektiv für die aktive Gelenkstabilisation. Es werden die wichtigsten Muskeln für das Bewältigen alltäglicher Bewegungen trainiert (Aufstehen aus dem Sessel, Anheben von Gegenständen, Treppensteigen usw.). Koordinativ ist Walking recht einfach, ähnelt es doch dem natürlichen Gangbild. Es werden gleichzeitig die Reaktion (leichte Unsicherheiten beim Gehen, z.B. Stolperer, müssen abgefangen werden), das Gleichgewicht und die Orientierungsfähigkeit trainiert. Diese Fähigkeiten sind besonders wichtig für die Sturzprophylaxe und kommen allen Sprunggelenkverletzungen zugute. Durch die aktive Armbewegung richtet man den Oberkörper auf und sorgt für eine bessere Haltung und Atmung. Gerade bei HWS-Beschwerden ist der aktive Armeinsatz von besonderer Bedeutung, da dadurch die Hals-Nacken-Muskulatur besser durchblutet wird. Walking ist auch für übergewichtige Personen geeignet.

### Nordic Walking

Nordic Walking ist eine moderne Variante des Walkens. Der Nachteil liegt in dem größeren Ausrüstungsaufwand (Kosten) und der schwerer zu erlernenden Technik. Es wird unbedingt angeraten, an einem Kurs teilzunehmen, um die komplexe Technik von Anfang an exakt einsetzen zu können. Eigene Erfahrungen zeigen, dass die wenigsten Sportler die Stöcke richtig verwenden und auf optimale Pulswerte kommen. Um effektiv zu trainieren, muss meist das Tempo deutlich erhöht werden. Damit trainingsrelevante Reize erzielt werden, sollte mit einem Pulsmesser gearbeitet werden. Die Gelenkbelastung ist ähnlich wie beim Walken. Ideal wäre ein Training 2 x pro Woche mit einer Dauer von 30–60 Minuten. Nordic Walking ist auch für übergewichtige Personen und sowohl für Sprunggelenk- als auch für HWS-Patienten geeignet, solange sie nicht die Schultern beim Stockeinsatz hochziehen und sich dadurch zusätzlich in diesem Bereich verspannen.

### Jogging

Joggen ist nur dann sinnvoll, wenn es schmerzfrei betrieben werden kann. Für viele ist eine Mischung aus Joggen und Walken das Richtige. Wer joggen kann und Spaß daran hat, sollte daran festhalten. Auch beim Joggen sollte auf eine gute Technik geachtet werden. Bei HWS-Patienten ist ein lockerer Schultergürtel extrem wichtig. Das aktive Schwingen der Arme sorgt für eine bessere Durchblutung der Hals-Nacken-Muskulatur. Laufgruppen mit Trainern, die den Kunden die richtige Technik beibringen, werden überall angeboten. Ideal wäre ein Training 2 x pro Woche mit einer Dauer von 30–60 Minuten. Mit übergewichtigen Kunden ergibt Jogging keinen Sinn (hier kommt es zu einer Überbelastung der Gelenke)!

### Radfahren

Radfahren ist ideal, um den Gelenkknorpel schonend zu schmieren. Es wird Synovialflüssigkeit gebildet und in den Knorpel einmassiert. Radfahren hat den Vorteil, dass es zu einer guten Mobilisierung des Sprunggelenkes kommt. Es sollte nicht mit schweren Gängen oder hohen Wattzahlen trainiert, sondern eine mittlere Frequenz gewählt werden. Das Körpergewicht spielt hierbei keine Rolle, da es „auf dem Sattel ruht". Wird draußen geradelt, sollte man ein gefedertes Rad kaufen. Dann werden ungünstige Schläge vom Rad abgefangen. Auf eine perfekte ergonomische Einstellung von Lenker und Sattel ist zu achten, da sonst Schmerzen und Überlastungen in der Hüfte, dem Knie oder dem Nacken auftreten können. Ideal wären 2 x pro Woche mit 45–60 Minuten.

### Schwimmen/Aquajogging bzw. Aquagymnastik

Schwimmen ist eigentlich eine perfekte Ausdauersportart. Problematisch ist die Schwimmtechnik. Wer nicht gut schwimmt, wird sein Herz-Kreislauf-System nie adäquat belasten können. Außerdem sollte die Trainingseinheit relativ lang sein, um Effekte zu erzielen. Wer gut schwimmt, sollte dies unbedingt beibehalten. Ideal wären 2 x pro Woche

30–60 Minuten im Intervalltraining. Bei HWS-Patienten muss darauf geachtet werden, dass sie sich durch das Schwimmen nicht verspannen. Oft ist es sinnvoller, in Rückenlage mit den Armen am Körper zu schwimmen, damit die Hals-Nacken-Muskulatur gelockert wird. Bei guten Schwimmern spielt dies keine Rolle, sie können im Brust- und Kraulstil ihre Bahnen ziehen.

Einfacher und effektiver ist das Aquajogging, bei dem unter Anleitung mit verschiedenen Hilfsmitteln gejoggt und gymnastische Übungen durchgeführt werden. Der Klient sollte sich einer Gruppe anschließen. Er ist dadurch zwar unflexibler, aber für Untrainierte ist ein Training unter Kontrolle sicherlich besser.

Bei der Aquagymnastik geht es wiederum weniger um das Herz-Kreislauf-System, sondern mehr um die Mobilisierung und Kräftigung. Mobilisierungs- und Dehnübungen machen im Wasser sehr viel Spaß und gerade für Übergewichtige ist das Training im Wasser sehr angenehm. Das Kräftigen im Wasser hat den Nachteil, dass die exzentrische (nachgebende) Arbeitsweise fehlt, die man im Alltag täglich braucht. Deshalb sollte Aquagymnastik nur zusammen mit Trockengymnastik durchgeführt werden. Ideal sind 1 x Aquagymnastik und 1 x Walking oder Nordic Walking plus 1 x Wirbelsäulengymnastik oder Krafttraining.

### Skilanglauf

Skilanglauf im klassischen Stil (Diagonalschritt) ist ideal geeignet für Sprunggelenk- und HWS-Patienten. Der gesamte Körper sowie besonders der Rumpfbereich werden beansprucht. Gleichgewichtssinn, Orientierung und Reaktion werden geschult (Sturzprophylaxe), der Körper gleitet dahin, was eine geringe Druckbelastung im Gelenk zur Folge hat. Da Langlaufskier sehr schmal sind, wird das sensomotorische System verbessert. Auch Übergewichtige können Skilanglauf ohne Probleme durchführen. Wer mit gemütlichem Tempo dahingleitet, entspannt sowohl den Hals-Nacken-Bereich als auch die Psyche. Leider ist Skilanglauf eine Saisonsportart und bringt einige Kosten mit sich. In guten Skigebieten kann man die komplette Ausrüstung pro Tag für 8–15 Euro mieten. Es bietet sich an, anfangs einen Kurs zu besuchen, um die Technik perfekt zu erlernen. Im Skiurlaub kann ohne Weiteres jeden Tag Skilanglauf durchgeführt werden. Ein besonders positiver Aspekt ist das überragende Naturerlebnis.

### Wandern

Wandern ist ideal für Sprunggelenk- und HWS-Patienten. Der Körper wird effektiv beansprucht, die Druckbelastung ist nicht so hoch wie beim Joggen. Durch das Höhenprofil wird bergauf bevorzugt konzentrisch (überwindend), bergab bevorzugt exzentrisch (nachgebend) gearbeitet. Die wechselnde Bodenbeschaffenheit fördert das sensomotorische System und sorgt für ein gleichzeitiges Gleichgewichts-, Reaktions- und Orientierungstraining. Gewandert wird meistens über Stunden, was sehr effektiv für die Grundlagenausdauer ist. Wer im Sommerurlaub wandern will, kann dies täglich tun. Ideal eignen sich Hüttentouren, bei denen man von Hütte zu Hütte wandert und so nicht jeden Tag einen langen Aufstieg und Abstieg bewältigen muss.

### Crosstrainer

Der Crosstrainer ist sehr schonend für die Gelenke. Der Fuß hat immer festen Kontakt zur Unterlage, man ist relativ stabil. Der HWS-Bereich wird durch die gleichmäßige Bewegung besser durchblutet und gelockert. Der Crosstrainer ist für Anfänger und Übergewichtige gleichermaßen geeignet.

### Ruderergometer

Das Ruderergometer ist koordinativ sehr anspruchsvoll. Die perfekte Rudertechnik erfordert Körpergefühl und eine gute Rumpfmuskulatur. Das Ruderergometer ist nicht für Anfänger geeignet und sollte sehr bewusst eingesetzt werden. Für Fortgeschrittene birgt es den Vorteil bei Sprunggelenkverletzungen, dass sowohl aktiv die Dorsalextension als auch die Plantarflexion trainiert werden, wobei der Fuß sehr stabil in der Schlaufe fixiert ist.

Der HWS-Patient hat den Vorteil, dass seine Brustwirbelsäule aufgerichtet und sowohl die Scapula-adduzierende Muskulatur als auch der komplette Rückenstrecker effektiv trainiert werden. Bei korrekter Technik bleiben die Schultern unten und die Muskulatur im HWS-Bereich locker. Es handelt sich um ein Ganzkörpertraining, bei dem sowohl die Streckerschlinge als auch die Beugerschlinge der Beine sowie der komplette Rückenbereich und die Armbeuger trainiert werden.

# 13 Spezielle Ernährungstipps

Für die Regeneration z.B. der Halswirbelsäule oder des Fußgelenks ist es wichtig, verschiedene Therapien bzw. Trainingsmethoden einzusetzen. Für eine erfolgreiche Therapie ist besonders eine gesunde und regenerationsunterstützende Ernährung sinnvoll. Die richtige Ernährung ist Baustoff und Energie des Körpers zugleich. Vergleicht man sie mit dem Bau eines Hauses, so benötigt man verschiedene Materialien wie z.B. Beton, Holz, Eisen, Ziegel und Steine für die Konstruktion. Jedes Material übernimmt dabei eine wichtige Aufgabe. Um ein stabiles und schönes Haus zu bekommen, benötigen wir Materialien in Topqualität. Ähnlich sieht es auch bei unserem Körper aus. Wenn er einen Bedarf an bestimmten Substanzen hat, benötigt er genau diese, um Strukturen optimal zu regenerieren. Bekommt der Körper diese Substanzen nun in einer schlechteren Qualität oder gar nicht, muss er mit Kompromissen leben, die Auswirkungen auf das gesamte Körpersystem haben.

Um die notwenigen Nährstoffe für den Körper zu bekommen, ist vor allem in der Phase der Regeneration nach einer Verletzung oder bei Schmerzen eine ausgeglichene und gesunde Ernährung Grundvoraussetzung für eine schnellstmögliche Wiederherstellung. Darauf aufbauend können verschiedene Nährstoffe die Regeneration in bestimmten Bereichen zusätzlich unterstützen. Hierbei sollten Trainer versuchen, ihren Kunden natürliche Nahrungsmittel zu empfehlen. Nahrungsergänzungsmittel sollten auch als solche betrachtet werden: Wenn es nicht möglich ist, den Bedarf des Körpers durch die Nahrung abzudecken, kann die Ernährung durch Nahrungsergänzungen (sogenannte Supplemente) vervollständigt werden; dies ist aber nur eine Notlösung. Bei vielen Nahrungsergänzungsmitteln besteht eine schlechte Bioverfügbarkeit (der Körper kann die Inhaltsstoffe nur teilweise aufnehmen).

Bei einer Verletzung sollten folgende Phasen der Wundheilung beachtet werden:

▶ Entzündungsphase
 (ca. 2 Wochen),
▶ Proliferationsphase
 (ca. 3.–6. Wochen),

► Remodellierungsphase, „Wundheilungsphase"
(ca. ab der 7. Woche).

Vor allem in den ersten beiden Phasen nach einer Verletzung oder Operation (z.B. an der HWS und am Sprunggelenk) ist es wichtig, den Körper mit zahlreichen wichtigen Nährstoffen zu versorgen. Dazu gehören z.B. Kohlenhydrate, Fette (die richtigen Fette!), Eiweiße (biologische Wertigkeit beachten!), die Vitamine A, D, E, K und B (1, 2, 3, 5, 6 und 12) sowie C und H (Biotin), Folsäure, Kalium, Kalzium, Natriumchlorid, Magnesium, Phosphate, Eisen, Jod, Chrom, Zink, Fluor usw. Die Aufnahme folgender 12 Lebensmittel decken alle wichtigen Nährstoffe ab, die wir im Körper benötigen (dabei kann das Lebensmittel auch durch ähnliche Nahrungsmittel ersetzt werden, z.B. ein Joghurt durch einen Quark):

### Joghurt enthält:

► Kalzium (stabilisiert Knochen und Zähne und unterstützt die Kontraktion der Muskulatur),
► B-Vitamine (für starke Nerven und für den Stoffwechsel),
► Folsäure (Blutbildung und Aufbau von Zellen),

► Milchsäurebakterien (stärken das Immunsystem und helfen bei der Verdauung),
► viele essenzielle Aminosäuren sowie Kohlenhydrate.

### Ei enthält:

► hohe biologische Wertigkeit (Aufbau, Stoffwechselaktivierung, Regeneration),
► Vitamin A (Wachstum, Fortpflanzung und Gesunderhaltung der Haut),
► Vitamin D (wichtig für die Entwicklung des Knochens),
► Vitamin $B_2$ (wichtig für den Energiestoffwechsel),
► Biotin (Vitamin H = Stoffwechselregulation),
► Eisen (wichtiger Baustein des Hämoglobins und vieler Enzyme des Stoffwechsels).

### Öle enthalten:

► Ölsäuren und Polyphenole (senken den Cholesterinspiegel und stabilisieren die Gelenke),
► Omegafettsäuren (Omega-3- und Omega-6-Fettsäuren – hier die richtigen Verhältnisse beachten) bauen Zellen auf und senken die Entzündungen im Körper, vor allem Omega-3-Fettsäuren,
► Vitamin E (schützt die Zellen).

**Paprika enthält:**

▶ Carotinoide (Antioxidantien als Schutz vor freien Radikalen),

▶ Vitamin C (stärkt das Immunsystem, verbesserte Eisenaufnahme, Aufbau von Bindegewebe),

▶ Ballaststoffe (verbesserte Verdauung und Stabilisierung des Blutzuckerspiegels).

**Petersilie (oder andere Kräuter) enthält:**

▶ Vitamin C und Eisen (in einer sehr guten Kombination),

▶ Folsäure (bildet Antikörper und hilft bei der Zellteilung),

▶ sekundäre Pflanzenstoffe (Radikalfänger),

▶ ätherische Öle (verbessern den Stoffwechsel).

**Beeren enthalten:**

▶ Polyphenole (wirken als Antioxidantien und verdünnen das Blut),

▶ Ballaststoffe (verbesserte Verdauung und Stabilisierung des Blutzuckerspiegels),

▶ Kohlenhydrate (Versorgung von Gehirn und Nerven).

**Mageres Fleisch (vor allem vom Biobauer und da am besten Rind, Lamm oder Wild\*) enthält:**

▶ Zink (bildet Bindegewebe und hilft beim Energiestoffwechsel),

▶ Eiweiß (Aufbau von Gewebe),

▶ Eisen (wichtiger Baustein des Hämoglobins und vieler Enzyme des Stoffwechsels),

▶ Vitamin $B_{12}$ (verbesserte Konzentration, Blutbildung, Wachstum von Gewebe).

**Sprossen und Bohnen enthalten:**

▶ Eiweiß (Aufbau von Gewebe),

▶ Magnesium (Energieproduktion und entspannte Muskulatur),

▶ Eisen (wichtiger Baustein des Hämoglobins und vieler Enzyme des Stoffwechsels),

▶ Ballaststoffe (verbesserte Verdauung und Stabilisierung des Blutzuckerspiegels),

▶ sekundäre Pflanzenstoffe (Radikalfänger).

**Tomaten enthalten:**

▶ Lycopin (Antioxidans, wirksam gegen freie Radikale),

▶ Ballaststoffe (verbesserte Verdauung und Stabilisierung des Blutzuckerspiegels),

---

\* Bioprodukte enthalten weniger Arachidonsäure, die die Regeneration verzögert und Entzündungen im Körper verstärkt. Hohe Gehalte entstehen durch die falsche Haltung und Aufzucht von Tieren. Je mehr die Tiere gemästet werden, desto mehr Arachidonsäure kommt in diesen Produkten vor. Vor allem Pute, Schwein und Huhn aus Mastbetrieben enthalten hohe Mengen an Arachidonsäure.

- Vitamin K (Bildung von Eiweißen, Blutgerinnung),
- Kalium (Gleichgewicht für den Wasser- und Elektrolythaushalt, sorgt für regelmäßigen Herzschlag, reguliert den Blutdruck und ist wichtig für die Übertragung von Nervenimpulsen).

**Nüsse enthalten:**

- B-Vitamine (Nervenversorgung, Energiebereitstellung, Blutbildung),
- Cholin (Leistungsfähigkeit von Gehirn und Nerven),
- Zink (beteiligt an zahlreichen enzymatischen Prozessen, verbessertes Immunsystem),
- Magnesium (aktiviert Enzyme, Energiestoffwechsel, Aufbau von Knochen und Zähnen sowie für die normale Funktion der Muskeln und des Nervensystems),
- Omega-Fettsäuren (bauen Zellen auf und verbessern die Regeneration).

**Fisch enthält:**

- Omega-3-Fettsäuren (bauen Zellen auf und reduzieren Entzündungen im Körper),
- Eisen (Baustein des Hämoglobins und für Enzyme des Energiestoffwechsels),

- Jod (Hormonbildung in der Schilddrüse, Stoffwechselregulierung),
- Fluor (hilft beim Aufbau von Knochen und Zähnen),
- Vitamin D (wichtig bei der Entwicklung des Knochens).

**Getreide (am besten Hafer oder Dinkel *) enthält:**

- Kalium (Gleichgewicht für den Wasser- und Elektrolythaushalt, sorgt für regelmäßigen Herzschlag, reguliert den Blutdruck und ist wichtig für die Übertragung von Nervenimpulsen),
- Magnesium (Energieproduktion und entspannte Muskulatur),
- Chrom (stabilisiert den Blutzuckerspiegel und macht satt),
- B-Vitamine (Nervenversorgung, Energiebereitstellung, Blutbildung),
- Folsäure (Wachstums- und Entwicklungsprozesse, Stoffwechselregulierung).

---

\* Wenig Weizen- und Roggenprodukte zu sich nehmen! Dieser Anspruch ist in der heutigen Zeit eine echte Herausforderung, da in vielen Produkten Weizen oder auch Roggen verarbeitet ist. Da Weizen- und Roggenprodukte im Alltag in großer Menge benötigt werden, besteht die Gefahr, dass diese Produkte stark bearbeitet und hochgezüchtet sind. Durch diese Bearbeitung und Züchtung entstehen höhere Mengen an Lektinen. Lektine sind Eiweißverbindungen und können bei einer zu hohen Menge im Körper Entzündungen und eine schlechtere Regeneration verursachen.

# 14 Psychosomatische Aspekte

Der chronische Rückenschmerz im Halswirbelsäulenbereich nimmt unter allen Erkrankungen mit psychosomatischem Hintergrund eine Sonderstellung ein. Sie ist in seiner erheblichen Verbreitung („Volksleiden"), seiner medialen Präsenz und dem sehr offensichtlichen Zusammenhang von psychischem und körperlichem Geschehen begründet.

Wie bereits in unserem Betreuungshandbuch „Wirbelsäule" beschrieben, hat sich in den letzten Jahren in der Behandlung des chronischen Rückenschmerzes eine deutliche Veränderung vollzogen: Über lange Jahre dominierte eine passive Therapie – häufig als „alte Rückenschule –" bezeichnet, die sich durch sehr statische und wenig dem natürlichen Bewegungsdrang des Menschen entsprechende Übungsprogramme auszeichnet. Heutzutage wechselt die Behandlung deutlich in Richtung von Maßnahmen, bei denen eine – bevorzugt sportliche – Aktivität im Vordergrund steht, während man sich gleichzeitig von „rückengerechten Dogmen" verabschiedet.

Was macht nun die psychosomatischen Besonderheiten vor allem von Schmerzen im Halswirbelsäulenbereich aus und warum ist sportliche Aktivität der offensichtliche therapeutische Königsweg?

Mithilfe der heute gültigen Erkenntnisse aus der Psychotherapieforschung können wir genauer erklären, welche seelischen Besonderheiten bei der Entstehung und Therapie des chronischen Rückenschmerzes zu konstatieren sind und warum gerade sportliche Bewegung deutlich bessere Heilungschancen sowohl für HWS- als auch Sprunggelenkverletzungen verspricht.

Um unseren Kunden, Mitgliedern und Patienten eine Unterstützung zu sein, müssen wir wichtige Bausteine in die tägliche Arbeit als Trainer und Therapeut integrieren. Befriedigen Sie die Grundbedürfnisse Ihrer Kunden und Patienten!

Die psychologischen Forschungen der letzten Jahrzehnte zeigen den enormen Stellenwert, den unsere Grundbedürfnisse in unserem Leben haben. Grundbedürfnisse sind gewissermaßen die Essenz all unserer Bedürfnisse. Sie sind auch deshalb so wesentlich, weil sie von Geburt an vorhanden sind und weil durch ihre Befriedigung respektive Nichtbefriedigung entscheidende Weichen im Leben eines jeden Menschen gestellt werden. Die Befriedigung dieser Grundbedürfnisse ist der sicherste Garant für ein Leben, in welchem Stress nicht als existenzielle Bedrohung, sondern vielmehr als Quelle der Lebensfreude wirkt.

Welches sind diese Grundbedürfnisse und wie können wir sie in der konkreten Arbeit mit unseren Kunden ansprechen und befriedigen? Die folgenden Grundbedürfnisse müssen im Training bzw. in der Arbeit mit den Kunden, Mitgliedern oder Patienten erfüllt werden.

### Befriedigung des Bedürfnisses nach Bindung und Nähe

Hier ist die Zusammenarbeit zwischen Trainer/Therapeut und Patienten/Kunden/Mitglied bzw. der Gruppe von entscheidender Bedeutung. Das Ziel ist es, dass eine gute Bindung zwischen den Teilnehmern und dem Trainer/Betreuer entsteht.

### Befriedigung des Bedürfnisses nach Spaß und Freude

Bei diesem Bedürfnis stehen Spaß, Humor, Lachen, Entspannung und Freude am Training im Vordergrund. Nicht umsonst ist Lachen die beste Medizin!

### Bedürfnis nach Kontrolle

Erklären Sie dem Kunden, was Sie im Training für Übungen mit ihm durchführen. Vermeiden Sie zu viele Fachwörter und vermitteln Sie Ihrem Gegenüber den „Sinn und Zweck der Übung".

### Bedürfnis nach Selbstwerterhöhung

Bei dieser Bedürfnisbefriedigung geht es um Erfolgserlebnisse, Wertschätzung und das Gefühl, „etwas hinzubekommen". Seien Sie beim Loben authentisch, sonst nimmt man es Ihnen nicht ab.

Detaillierte Informationen zum Thema „Psychosomatische Aspekte" erhalten Sie im Betreuungshandbuch Wirbelsäule, das 2012 im Verlag Health and Beauty erschienen ist.

# 15 Tipps für die Praxis

**Diese Tipps können Sie Ihren Kunden weitergeben**

► Regelmäßig die verspannte Nackenmuskulatur dehnen.

► Durch ein tägliches Stoffwechseltraining für eine bessere Durchblutung der Nackenmuskulatur sorgen.

► Durch Mobilisationsübungen für mehr Beweglichkeit und dadurch für eine höhere Lebensqualität sorgen.

► Darauf achten, beim Anheben der Arme die Schultern unten zu lassen.

► Regelmäßig ein Ausdauertraining durchführen, um den Stoffwechsel zu verbessern.

► Regelmäßig nach dem Heimtrainingsplan (aktive Arbeitspause) trainieren.

► Auf wenig Stress und einen regelmäßigen wohltuenden Ausgleich (Sauna, Entspannungstechniken, Yoga, Buch lesen, Wandern usw.) achten.

► Viel zu Fuß gehen – das Auto möglichst oft stehen lassen.

► Im Sommer viel barfuß gehen, um die Aktivität der Füße zu erhöhen.

► Genügend Wasser mit einem guten Magnesiumgehalt (ca. 40–60 mg Magnesium pro Liter) trinken.

► Die Füße trainieren, wenn Zeit dazu ist (z.B. unter dem Tisch oder am Abend auf dem Sofa).

► Einlagen nur dann verwenden, wenn sie auch tatsächlich nützlich sind.

► Auf gutes Schuhwerk achten (Laufschuhe bei einem Spezialisten kaufen und dort eine Laufbandanalyse durchführen lassen, damit die Schuhe auch zu den Füßen passen. Darauf achten, seltener Schuhe mit hohen Absätzen zu tragen).

► Aquagymnastik sollte bewusst als Mobilisationstraining genutzt werden.

► Auch in Schmerzphasen soll dosiert belastet werden. Inaktivität schadet nur!

Um die Motivation zu erhöhen, ist es sinnvoll, sich einer Gruppe anzuschließen. Dabei auf qualitativ hochwertige Angebote achten.

Wenn Ihr Kunde in einer Einrichtung (Fitnessstudio, Verein

usw.) trainieren möchte, sollte er sich folgende Fragen stellen:

► Wer führt den Kurs durch (Kursleiter sympathisch und authentisch)?
► Welche Ausbildungen haben die Kursleiter?
► Welche gesundheitsorientierten Angebote werden angeboten?
► Bilden sich die Trainer regelmäßig weiter?
► Gibt es in der Einrichtung genügend Kleingeräte (Kurzhantel, Wackelbretter usw.)?

Ein eigenes Heimtraining ist bei Hals- und Nackenbeschwerden sowie Sprunggelenkproblemen unerlässlich. Nur so kann langfristig die verspannte Nackenmuskulatur besser durchblutet, entspannt und gekräftigt und eine aktive HWS-Stabilität gewährleistet werden. Das Sprunggelenk kann durch ein regelmäßig durchgeführtes Heimtraining besser aktiv stabilisiert werden, die Sturzgefahr sinkt, man geht sicherer durch das Leben. Die Alltagstauglichkeit spielt eine wesentliche Rolle für die Lebensqualität. Für den Sprunggelenkpatienten gilt, möglichst viel barfuß zu laufen und regelmäßig ein Ausdauertraining durchzuführen (Walking, Jogging, Wandern usw.). Wer HWS-Beschwerden hat, sollte ein regelmäßiges Training am Arbeitsplatz durchführen. Auf den nächsten Seiten stellen wir Ihnen ein spezielles Arbeitsplatzprogramm vor, das in vielen großen Betrieben bereits erfolgreich umgesetzt wird.

# 16 Das Glucker-Programm „Aktive Arbeitspause"

Wichtig ist es sowohl bei Sprunggelenkverletzungen als auch bei HWS-Beschwerden, sich regelmäßig sportlich zu betätigen. Es wäre natürlich wünschenswert, sich einer festen Sportgruppe unter fachmännischer Aufsicht anzuschließen. Dadurch ist die Motivation größer und es besteht ein gewisser „Druck", regelmäßig teilzunehmen. Zusätzlich wird man kontrolliert und erhält immer wieder zusätzliche praktische Tipps. Außerdem entsteht eine stärkere Bindung an sportliche Betätigung. Da dies aber aus vielerlei Gründen nicht für jeden realisierbar ist (Zeitgründe, Kosten, fehlende Angebote, Urlaub, Beruf usw.), ergibt es Sinn, ein tägliches „Kurzprogramm" durchzuführen. An jedem Tag werden sinnvolle Übungen durchgeführt, das tägliche Üben sollte dabei nur so lange gemacht werden, dass es auch durchführbar bleibt und nicht demotivierend wirkt. Für das Sprunggelenk ist es wichtig, viel „zu Fuß unterwegs" zu sein. Für alle HWS-Beschwerden ist ein tägliches Kurzprogramm unerlässlich. Im Folgenden beschreiben

wir das spezielle Arbeitsplatzprogramm „Bewegte Arbeitsplatzunterbrechung".

**Ziele des Arbeitsplatzprogramms sind:**
- ▶ Verbesserung der Beweglichkeit und der Alltagsmotorik,
- ▶ bessere Ernährung der Gelenkknorpel,
- ▶ aktive Gelenkstabilisation über starke Muskeln,
- ▶ Verbesserung der Koordination,
- ▶ Verbesserung der Ausdauer, des Gangbildes und des Gleichgewichts,
- ▶ bessere Durchblutung der verspannten Nackenmuskeln,
- ▶ Psychoregulation,
- ▶ Minipausen, sodass habituelle (gewohnheitsmäßige) Fehlhaltungen immer wieder unterbrochen werden.

Als Beispiel stellen wir uns einen Kunden vor, der seine Arbeit primär am Schreibtisch verrichtet. Seine Arbeitszeit beginnt morgens um 08.00 Uhr und endet um 17.00 Uhr (pro Übung benötigt er maximal 1 Minute!).

# 08.30 Uhr
# Übung „Dehnung des M. trapezius pars descendens"

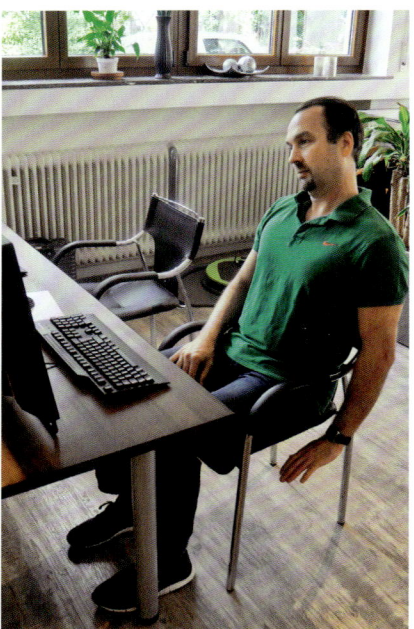

Position

**Anweisungen für die Übung:**

▶ Den Kopf zur Seite legen.

▶ Es sollte ein angenehmes Ziehen zu spüren sein.

# 09.00 Uhr
## Übung „Dehnung des M. levator scapulae"

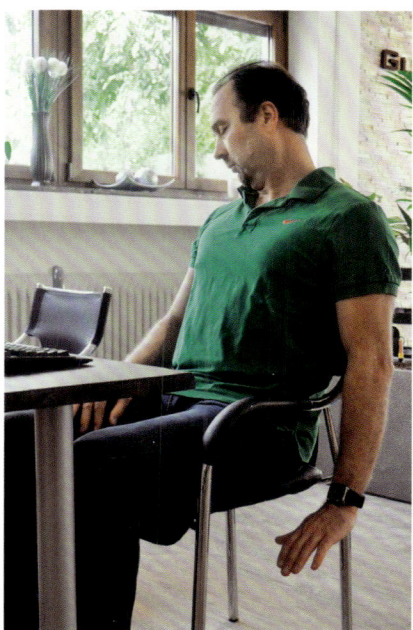

Position

**Anweisungen für die Übung:**

▶ Kopf zur Seite legen und den Kopf zusätzlich zur Seite drehen.

▶ Nicht mit der Hand ziehen.

▶ Es sollte ein angenehmes Ziehen zu spüren sein.

# 09.30 Uhr
## Übung „Dehnung des M. erector spinae"

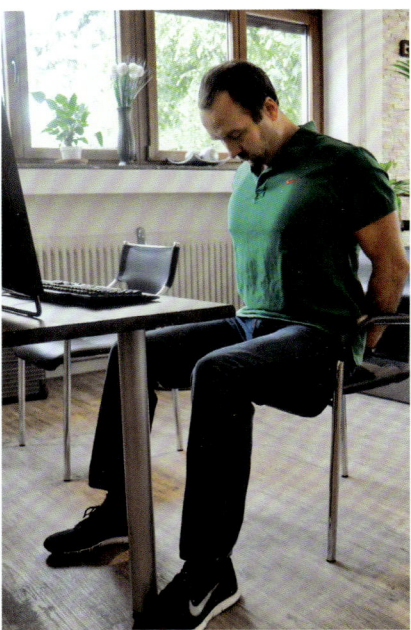

Position

**Anweisungen für die Übung:**

▶ Kopf nach vorne legen.

▶ Es sollte ein angenehmes Ziehen zu spüren sein.

## 10.00 Uhr
## Übung „Arm und Gegenbein pendeln am Körper"

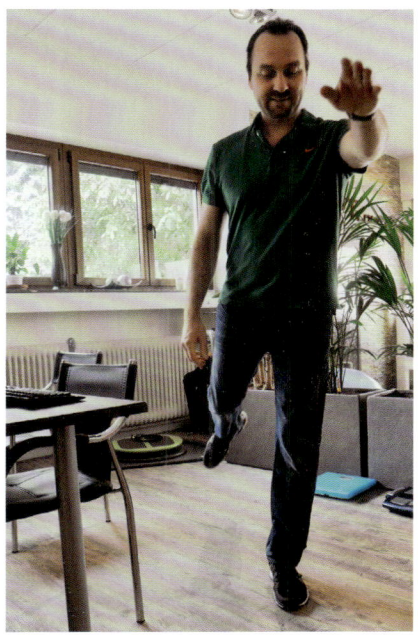

Position

**Anweisungen für die Übung:**

▶ Auf einem Bein stehen.

▶ Körper stabilisieren.

▶ Mit dem Spielbein und dem gegengesetzten Arm eine Pendel-bewegung durchführen.

▶ Nach 30 Sekunden wechseln.

Video 54

# 10.30 Uhr
# Übung „Schulterkreisen"

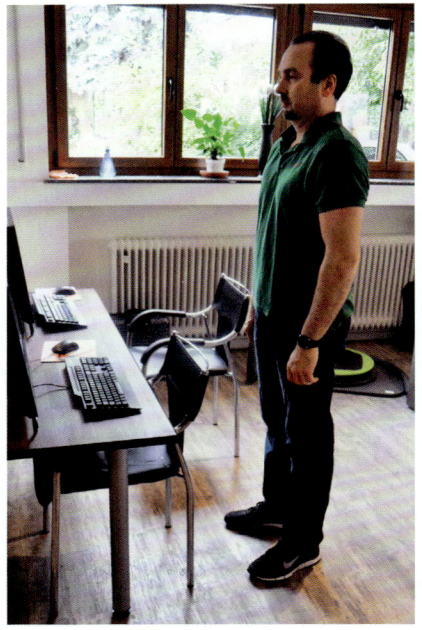

Schulterkreisen oben                    Schulterkreisen unten

**Anweisungen für die Übung:**

▶ Stabiler hüftbreiter Stand, Dreipunktbelastung.

▶ Schultern locker nach hinten kreisen.

Bei leichten Beschwerden und Verspannungen große Bewegungen durchführen. Bei starken Nackenverspannungen mit einer kleinen Bewegung beginnen und systematisch vergrößern.

Video 55

## 11.00 Uhr
## Übung „Frontheben mit Wasserflasche"

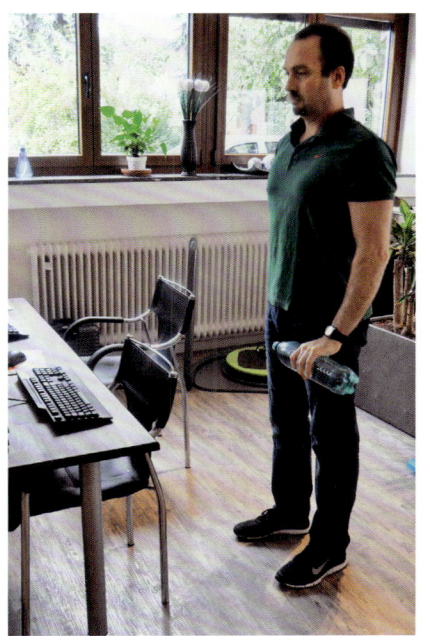

Ausgangsposition

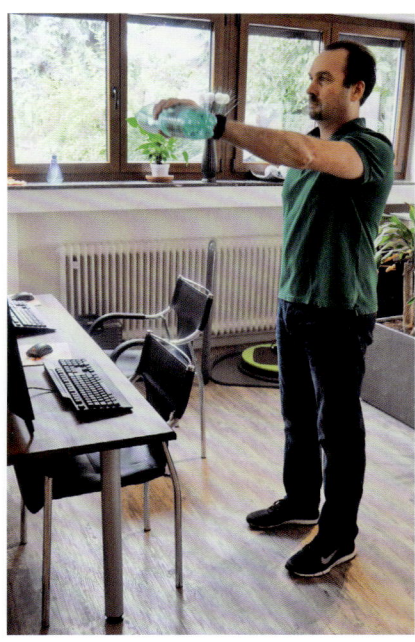

Endposition

**Anweisungen für die Übung:**

▶ Übung mit leichten Gewichten durchführen!

▶ Stabiler, hüftbreiter Stand, Dreipunktbelastung.

▶ Arme können entweder abwechselnd oder gleichzeitig nach vorne geführt werden.

▶ Darauf achten, dass die Scapula unten bleibt.

Die Übung kann auch im Sitzen auf einem Stuhl oder mit einem großen Gymnastikball durchgeführt werden.

Kunde soll bei der Übung lernen, die Schulterblätter unten zu lassen obwohl die Arme nach oben gehen!

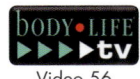

Video 56

# 11.30 Uhr
# Übung „Augentraining"

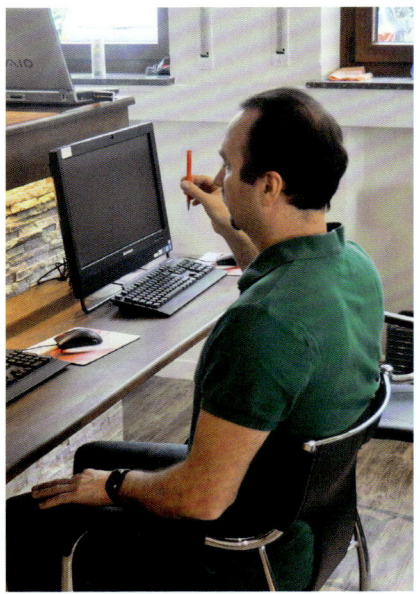

Ausgangsposition

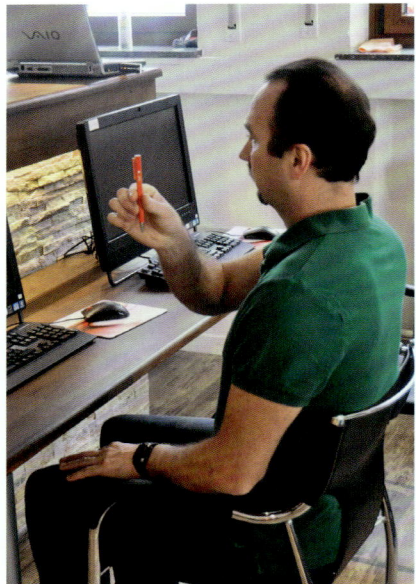

Endposition

**Anweisungen für die Übung:**

▶ Oberkörper, Rumpf und Kopf bleiben komplett stabil.

▶ Nur die Augen verfolgen den Stift.

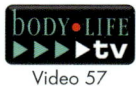

Video 57

Videos: www.bodylife.de/buecherclips

## 12.00 Uhr
## Übung „Rotation des Oberkörpers",
## anschließend Mittagspause

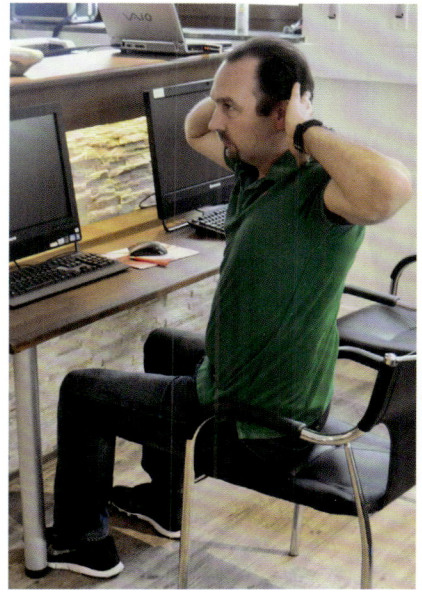 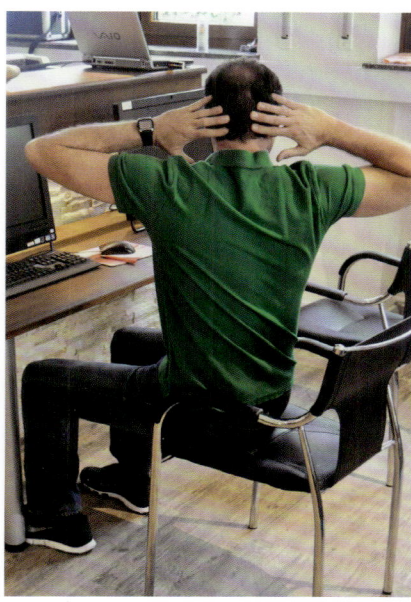

Ausgangsposition   Endposition

**Anweisungen für die Übung:**

▶ Hände werden an den Kopf genommen.

▶ Oberkörper wird langsam maximal nach links und nach rechts gedreht.

▶ Bewegung wird 10–15 Mal wiederholt.

Zwischendurch ist die Aufnahme von genügend Wasser wichtig
(hier bitte ein Wasser mit einem guten Magnesiumgehalt von ca. 40–60 mg
Magnesium pro Liter verwenden), damit die Muskulatur nicht verspannt.
Stellen Sie sich am Tag zwei 1–Liter-Flaschen auf Ihren Schreibtisch
und machen Sie mit einem Stift eine Markierung, bis wann Sie
welche Menge getrunken haben wollen. Am Abend sollten die
beiden Flaschen leer sein.

bODY·LIFE
▶▶▶▶tv
Video 58

# 13.00 Uhr
# Übung „Aufrichten des Oberkörpers und Arme nach außen nehmen im Sitzen"

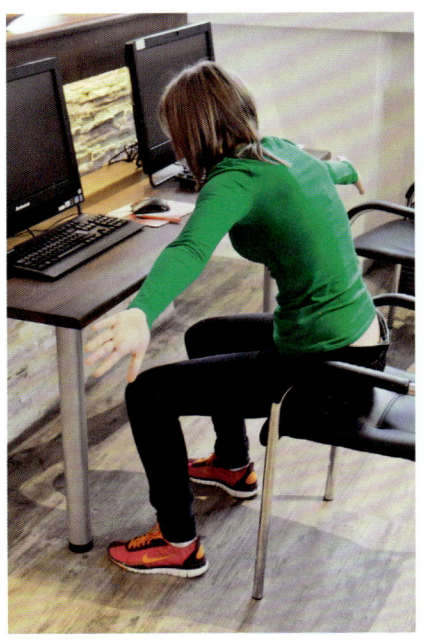

Ausgangsposition

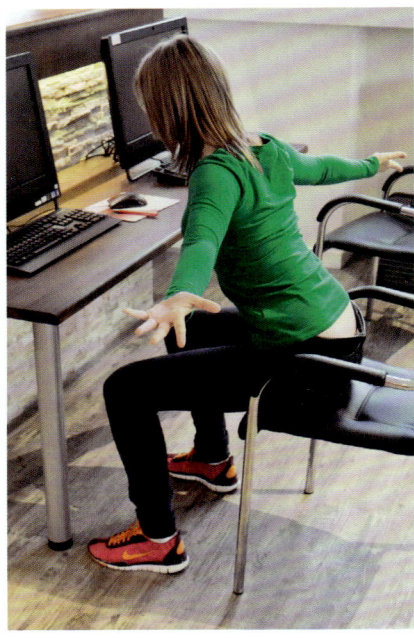

Endposition

**Anweisungen für die Übung:**

▶ Hände werden seitlich innen rotiert nach außen gestreckt.

▶ Durch eine Rotation der Arme nach hinten, wird der Oberkörper aufgerichtet.

▶ Bewegung wird 10–15 Mal wiederholt.

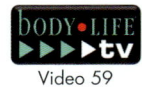

Video 59

# 13.30 Uhr
# Übung „Dehnung des M. serratus anterior"

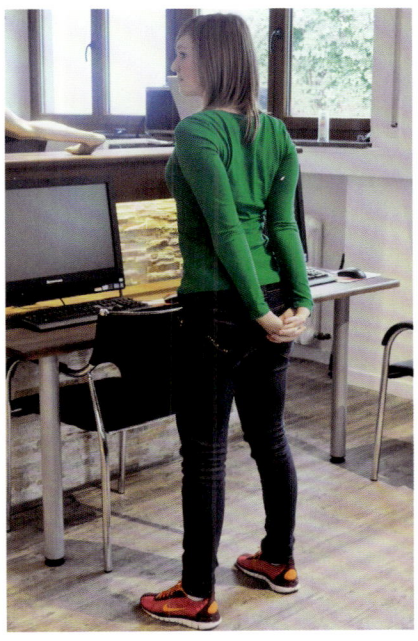

Ausgangsposition

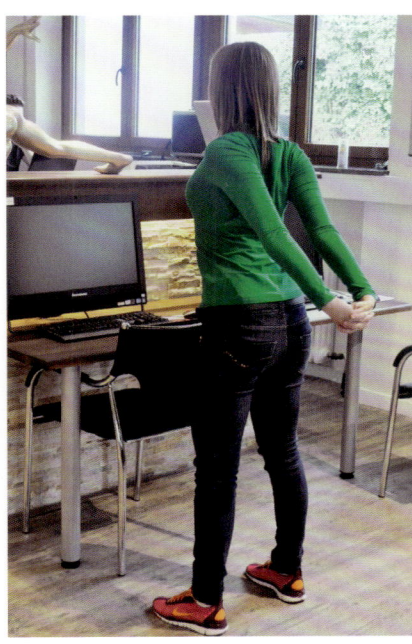

Endposition

**Anweisungen für die Übung:**

▶ Oberkörper gerade.

▶ Hände nach unten Richtung Boden strecken.

▶ Gestreckte Arme werden nach hinten gefedert/gewippt.

▶ Oberkörper wird dabei aufgerichtet und der Rücken bleibt stabil.

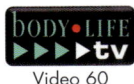

Video 60

# 14.00 Uhr
## Übung „Arme lang über Kopf und nach hinten wippen"
### (Dehnung des M. latissimus dorsi)

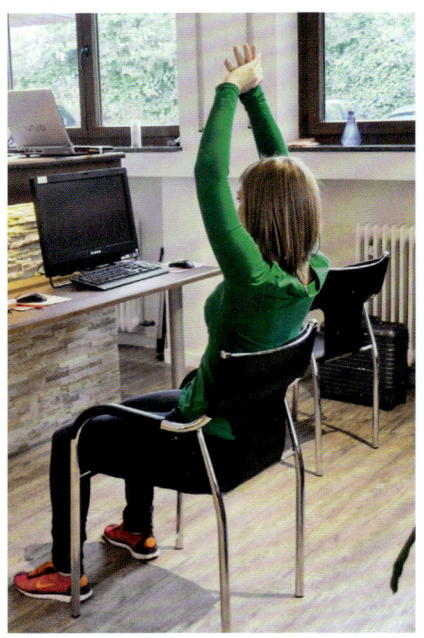
Ausgangsposition

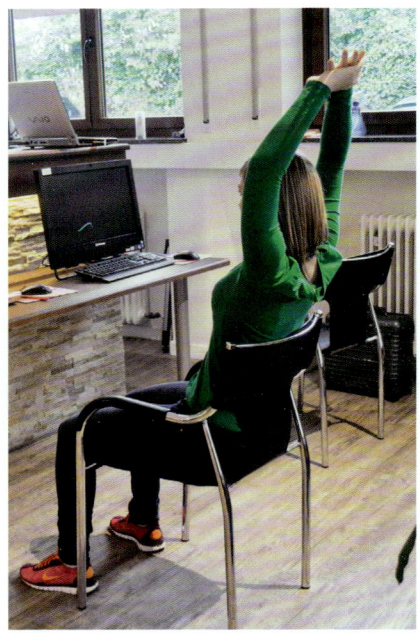
Endposition

**Anweisungen für die Übung:**

▶ Beide Hände umfassen sich und die Arme werden Richtung Decke gebracht.

▶ Oberkörper bleibt stabil.

▶ Arme werden nach hinten Richtung Stuhllehne gebracht.

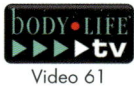
Video 61

## 14.30 Uhr
## Übung „Schulterblätter zusammenführen, Arme auf Schulterhöhe" (Dehnung des M. pectoralis major)

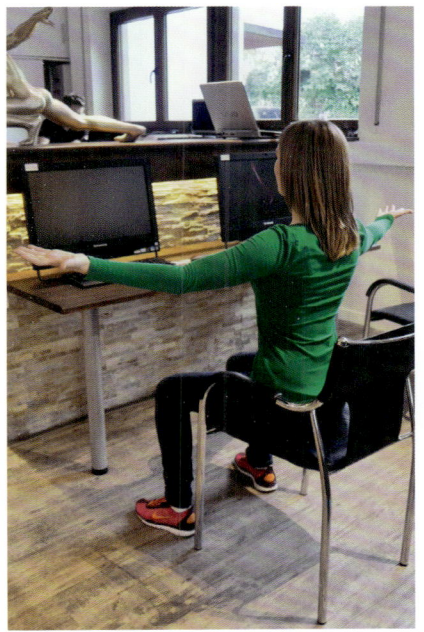 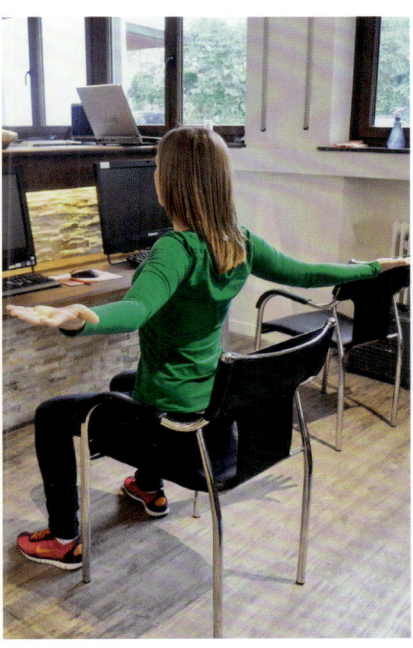

Ausgangsposition        Endposition

**Anweisungen für die Übung:**

▶ Stabiler, hüftbreiter Stand, Dreipunktbelastung.

▶ Arme in der Waagerechten außenrotieren.

▶ Arme nach hinten federn/wippen.

Die Übung kann auch im Sitzen auf einem Stuhl oder mit einem großen Gymnastikball durchgeführt werden.

Video 62

# 15.00 Uhr
## Übung „Unterarmstütz am Schreibtisch mit Bewegung der Arme (rechts und links)"

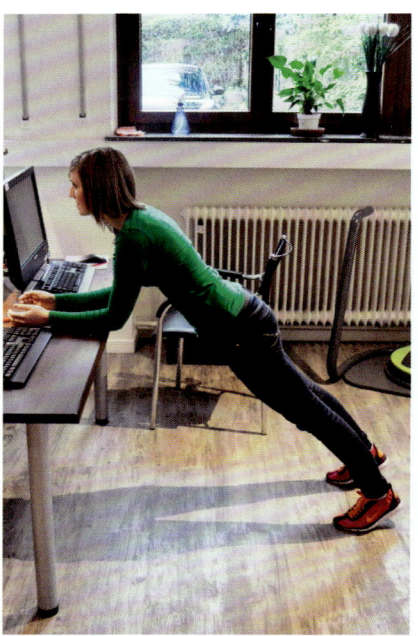 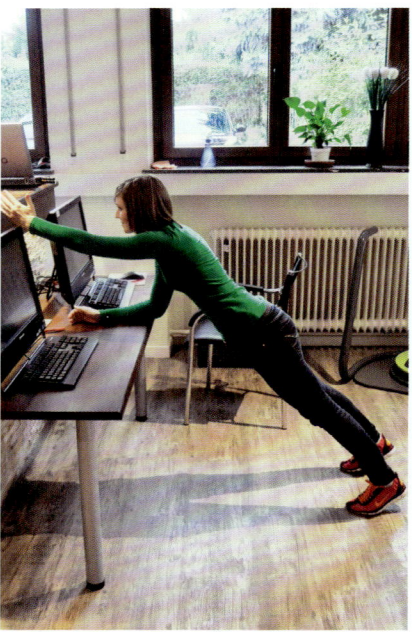

Ausgangsposition　　　　　　Endposition

**Anweisungen für die Übung:**

▶ Mit den Unterarmen am Schreibtisch abstützen.

▶ Gesamter Körper anspannen und stabilisieren.

▶ Ein Arm langsam vom Schreibtisch abheben.

▶ Nach dem Absenken des Armes, den anderen Arm abheben.

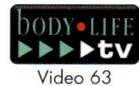

Video 63

Videos: www.bodylife.de/buecherclips

## 15.30 Uhr
## Übung „Seitstütz am Schreibtisch"

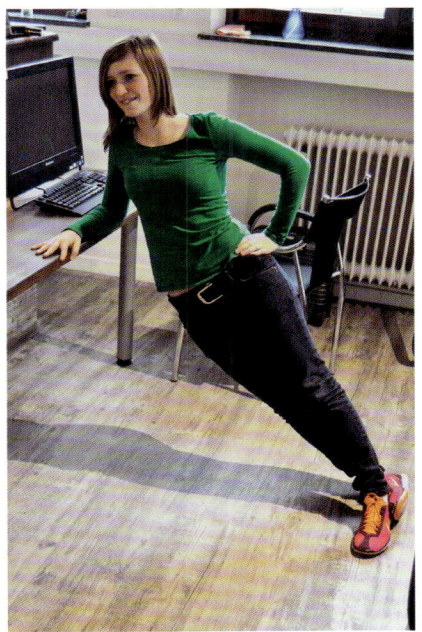

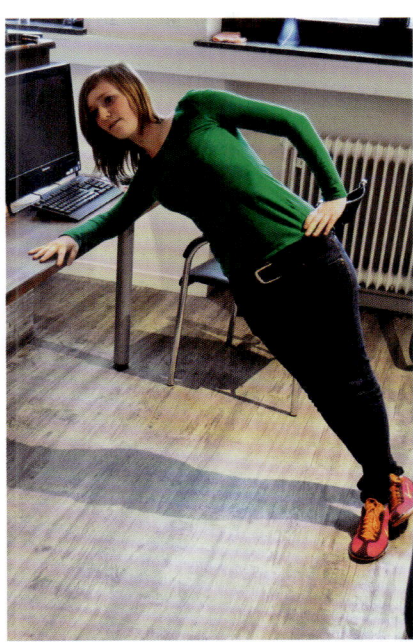

Ausgangsposition

Endposition

**Anweisungen für die Übung:**

▶ Seitstütz am Schreibtisch einnehmen.

▶ Gesamter Körper stabilisieren.

▶ Oberes Bein wegen der Stabilität vor das untere Bein stellen.

▶ Schulter entspannen.

▶ Rumpf Richtung Decke bringen und wieder zum Boden absenken.

▶ Übung 10–15 Mal wiederholen.

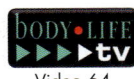

Video 64

# 16.00 Uhr
## Übung „Einbeinige Kniebeugen am Schreibtisch"

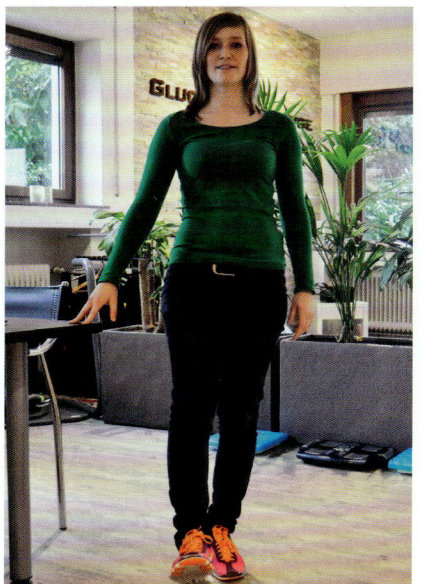 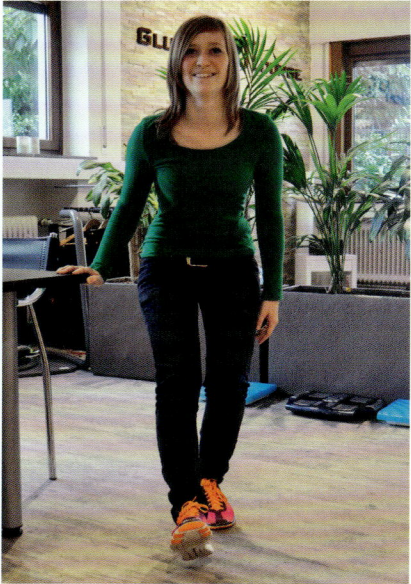

Ausgangsposition                    Endposition

**Anweisungen für die Übung:**

▶ Körper stabilisieren und mit einer Hand am Schreibtisch festhalten.

▶ Auf einem Bein stehen und Spielbein vom Boden abheben.

▶ Ca. 45 Grad nach unten beugen und wieder hochkommen.

▶ Übung 10–15 Mal wiederholen.

▶ Danach Bein wechseln.

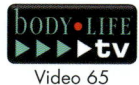

Video 65

Videos: www.bodylife.de/buecherclips

# 16.30 Uhr
## Übung „Fersen heben am Schreibtischstuhl"

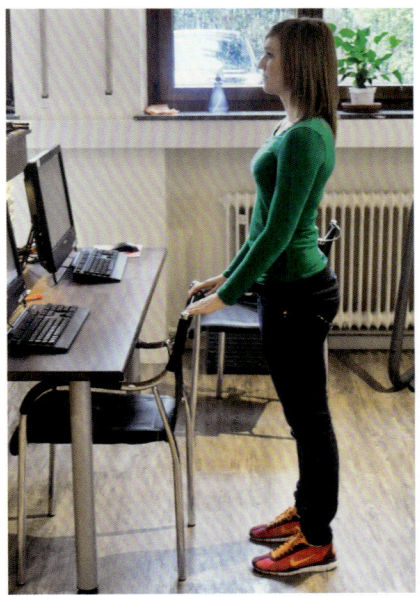

Ausgangsposition

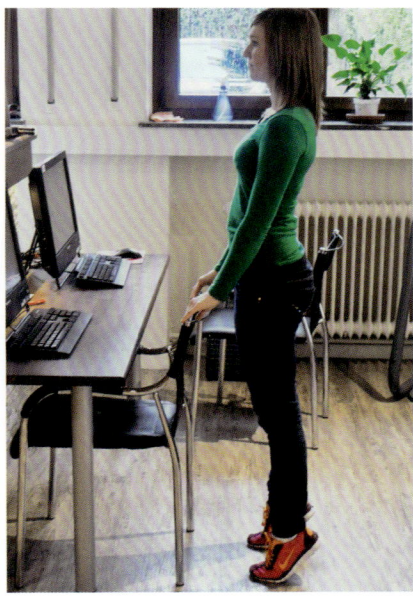

Endposition

**Anweisungen für die Übung:**

▶ Hinter den Schreibtischstuhl stehen und am Stuhl festhalten.

▶ Aus der maximalen Dorsalextension in die maximale, schmerzfreie Plantarflexion.

▶ Fersen dürfen nicht nach außen gehen.

BODY•LIFE
▶ ▶ ▶ ▶tv
Video 66

Jede Übung muss nur relativ kurz durchgeführt werden. Der Patient bzw. Kunde soll sich pro Übung anfangs 20 Sekunden Zeit nehmen und die Zeit langsam steigern. Es genügt, bis auf maximal 60 Sekunden zu steigern; die Übungen müssen ja auch während der Arbeitszeit durchführbar sein. Das Trainingsprogramm sollte vorher mit dem Chef abgesprochen werden, damit es nicht zu Schwierigkeiten kommt. Die Übungen, die Ihrem Patienten, Kunden oder Mitarbeiter besonders guttun, sollten immer durchgeführt werden – auch an stressigen Tagen. Bei der Durchführung der Übungen sollte „am Ball" geblieben werden, denn Regelmäßigkeit ist sehr wichtig. Das Programm ist ohne Probleme in den Arbeitsalltag integrierbar.

# 17 Allgemeine Tipps zur Durchführung

Für die meisten Menschen ist es nicht leicht, sich zum Training zu motivieren. Deswegen haben wir ein paar allgemeine Ratschläge für Sie und Ihre Kunden zusammengestellt, die dabei helfen, die Trainingsanweisungen erfolgreich umzusetzen:

► Trainieren Sie Ihre Ausdauer auch, wenn Sie leichte Schmerzen haben. Die rhythmische Bewegung führt zur Schmerzlinderung und vermeidet falsche Bewegungsmuster, die sich im Laufe der Zeit einschleichen.

► Der Effekt des Trainings auf die Psyche ist nicht zu unterschätzen, da ein Training an der frischen Luft neue Energie freisetzt (siehe Tipps zur Psychosomatik). Trainieren Sie Ihre Ausdauer mit Puls- oder Atemkontrolle, damit das Training auch den gewünschten Effekt hat.

► Variieren Sie Ihr Ausdauertraining (Joggen, Walken, Radfahren, Skilanglauf oder Wandern).

► Denken Sie daran, unterschiedliche Bodenbeschaffenheiten zu nutzen. Laufen Sie bewusst Treppen hoch und runter und spannen sie dabei die Muskulatur im Bein und im Rumpf an.

► Führen Sie regelmäßig Ihre Stoffwechsel- und Mobilisationsübungen durch; wenn möglich sollten Sie auch viele Dehnübungen einbauen. Diejenigen, die sehr ungerne dehnen, können gerne auch mehr mobilisieren, um eine Beweglichkeitssteigerung zu erzielen.

► Kräftigen Sie Ihre Muskulatur regelmäßig und variieren Sie im Jahresverlauf die Intensität der Übung – Ihre Muskeln benötigen ab und zu hohe Intensitäten.

► Achten Sie auf die Signale Ihres Körpers. In Schmerzphasen, die es immer wieder geben wird, reduzieren Sie das Training. Setzen sie in dieser Zeit das Stoffwechsel- und Mobilisationstraining fort. Steigern Sie nach der Schmerzphase wieder systematisch die Belastung.

Eine Person, die sich schwer selbst motivieren kann, sollte sich einer Gruppe anschließen oder in einer Gesundheitseinrichtung bzw. einem Fitnessstudio trainieren. Eine optimale Variante wäre für diesen Fall ein Personal Fitness Trainer. Bei der Suche helfen zahlreiche Netzwerke, die Ihnen einen passenden qualifizierten Personal Fitness Trainer empfehlen. Auf folgenden Internetseiten finden sie eine gute Auswahl:

- **GluckerNetzwerk:** www.gluckernetzwerk.de
- **Verband ausgebildeter Personal Fitness Trainer:** www.vapt.de

- **Bundesverband Personal Training:** www.bundesverband-pt.de
- **Personalfitness:** www.personalfitness.de
- **Premium Personal Trainer Club:** www.premium-personal-trainer.com

Wichtig ist, dass der Kunde bzw. Patient sich die Sportmöglichkeiten sucht, die ihm Spaß machen. Denn nur dann wird das Training auch langfristig durchgeführt.

# Autoren

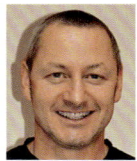

### Stübel, Kurt

Sportlehrer und Sportthera-peut, Dozent an der Glucker-Schule für Trainingslehre, Muskellehre, Gerätetraining und Rückenschule, Leiter der KddR-Rückenschulausbildung an der GluckerSchule und am GluckerKolleg. Seit 1989 in der Fitness- und Gesundheitsbran-che, Inhaber des GluckerKollegs.

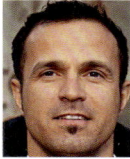

### Kegelmann, Ralf

Diplom-Sportwissenschaftler, EAP-Sporttherapeut, Honorar-lehrkraft für verschiedene Fort-bildungsinstitute im Bereich Personal Fitness Training, Er-nährung und medizinische Trainingstherapie, u.a. für das GluckerKolleg. Inhaber eines PT-Studios in Tübingen.

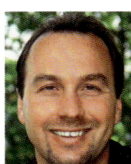

### Müller, Stephan

Sportlehrer, Sportphysiothera-peut und Sportmanager, lang-jähriger Experte für die Aus-bildung von Trainern und Er-nährungsberatern, Inhaber des GluckerKollegs und der PT Lounge GmbH, Ernährungsberater und PT zahl-reicher Topsportler, Olympiasieger und Welt-meister sowie TÜV-zertifizierter Personal Fit-ness Trainer.

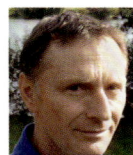

### Mende, Dietrich

Rückenschulleiter und geprüf-ter Personal Fitness Trainer, Dozent für den Bereich Perso-nal Fitness Training und Mar-keting u.a. beim GluckerKol-leg, Entwickler kundenorien-tierter Trainerausbildungskonzepte.

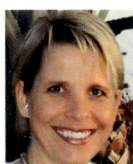

### Mende, Nici

Mastertrainerin Group Fitness und Polar, Dozentin für den Bereich Krankheitsbilder und Personal Fitness Training beim GluckerKolleg, Ausbilderin im Bereich Group Fitness und Anatomie/Physiologie, Rückenschulleiterin und langjährige Personal Fitness Trainerin, Konzept-entwicklerin für gesundheitsorientiertes Trai-ning in Beruf und Freizeit.

# Weitere Betreuungshandbücher der Reihe

Folgende Betreuungshandbücher sind bereits im Verlag Health and Beauty Germany erschienen:

## Betreuungshandbuch: Knie

- ▶ Vorderer Kreuzbandriss
- ▶ Arthrose
- ▶ Meniskusriss

Therapie – Training – Ernährung – Psychosomatik

## Betreuungshandbuch: Wirbelsäule

- ▶ Degenerative Erkrankungen
  (Lumbalgie, Osteochondrose, Spondylose)
- ▶ Neurologische Erkrankungen
  (Prolaps, Protrusion, Extrusion, Sequester)

Therapie – Training – Ernährung – Psychosomatik

## Betreuungshandbuch: Hüfte

- ▶ Arthrose
- ▶ Endoprothese
- ▶ Hüftdysplasie

Therapie – Training – Ernährung – Psychosomatik

## Betreuungshandbuch: Schulter

- ▶ Luxation
- ▶ Supraspinatussehnensyndrom/
  Bizepssehnensyndrom
- ▶ Impingement

Therapie – Training – Ernährung – Psychosomatik

Die letzten Bücher dieser Reihe im Verlag Health and Beauty Germany folgen Anfang und Mitte 2014 mit folgenden Themenbereichen:

## Betreuungshandbuch: EMS (Elektro-Muskel-Stimulation)

- ▶ Hintergründe und Wissenschaft
- ▶ Anwendungsbeispiele
- ▶ Umsetzung in der Praxis
- ▶ Erfolgreiche Betreuung von Kunden

Therapie – Training – Ernährung – Psychosomatik

## Betreuungshandbuch: Stoffwechsel

- ▶ Diabetes
- ▶ Übergewicht
- ▶ Bluthochdruck

Therapie – Training – Ernährung – Psychosomatik

Videos: www.bodylife.de/buecherclips

# Literaturempfehlungen

▶ Adams/Bogduk/Burton/Dolan: The Biomechanics of Back Pain, Churchill Livingstone 2012

▶ Boos/Weissbach/Rohrbach et al.: Classification of age-related changes in lumbar intervertebral discs, Spine 2002, 27:2631

▶ Cotta: Der Mensch ist so jung wie seine Gelenke, Piper 1993

▶ Diemer/Sutor: Praxis der medizinischen Trainingstherapie 1, Thieme 2011

▶ Diemer/Sutor: Praxis der medizinischen Trainingstherapie II – Halswirbelsäule und obere Extremität, Thieme 2010

▶ Hochschild: Strukturen und Funktionen begreifen, Thieme 2002

▶ Jerosch/Heisel: Endoprothesenschule, Deutscher Ärzte-Verlag 1996

▶ Kahn/Fick/Keogh et al.: Treatment of acute Achilles tendon ruptures. J Bone Joint Surg Am 2005, 87:2202

▶ Myers: Anatomy Trains, Urban & Fischer 2010

▶ Paulsen/Waschke/Sobotta: Atlas der Anatomie des Menschen/Hals, Urban & Fischer 2013

▶ Peters/Trevino/Renstrom: Chronic lateral ankle instability, Foot Ankle 1991, 12:182

▶ Physiolexikon, Thieme 2010

▶ Pschyrembel, de Gruyter 2013

▶ Rohen/Lütjen-Decroll: Funktionelle Anatomie des Menschen, Schattauer 2006

▶ Schmidt/Cordier/Bertsch et al.: Reconstruction of the lateral ligaments, Foot Ankle 2004, 25:31

▶ Schwind: Alles im Lot – Einführung in die Rolfing-Methode, Irisiana 2008

▶ Sizer/Phelps/Brismee: Differential diagnosis of local cervical syndrome versus cervical brachial syndrome, Pain Practice 2001, 1:21

▶ Slipmen/Plastaras/Patel et al.: Provocative cervical discography symptom mapping, Spine 2005, 5:381

▶ Williams/McClay Davis/Baitch: Effect of inverted orthoses on lower-extremity mechanics in runners, Med Sci Sports Exerc 2003, 35:2060

Videos: www.bodylife.de/buecherclips